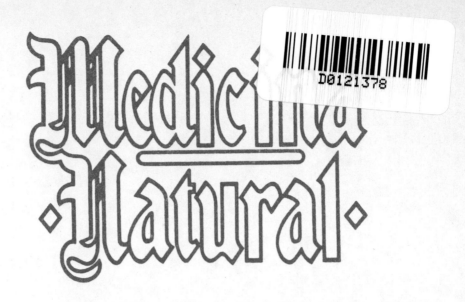

Medicina Natural

TRATAMIENTOS NATURALES
DE URGENCIA

Profesor F.J. Akerman

LIBSA

©1997 Editorial LIBSA

Editorial LIBSA
Narciso Serra, 25
28007 Madrid
Telf.: 433 54 07
Fax: 433 02 04

Imprime: Mateu Cromo, S.A.
ISBN: 84-7630-243-6
Depósito Legal: M. 39732 - 1994

Printed in Spain

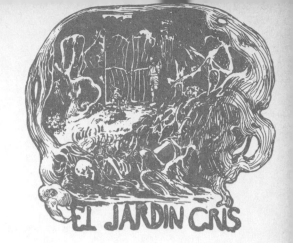

EL JARDIN GRIS

l hombre desde que nace está sometido a un constante equilibrio entre su medio orgánico y el mundo que le rodea. De este equilibrio depedende su SALUD. Por desgracia, esta armonía puede romperse en cualquier momento, fruto de un accidente casero inesperado o de un repentino desequilibrio interno, que puede llegar a poner en peligro lo más valioso que posee: su propia vida. En esos momentos de angustia el enfermo busca ayuda rápida y segura. Es por esta razón por lo que no se debe esperar la llegada del médico de brazos cruzados, pues en ocasiones, el no prestar auxilio rápido al enfermo puede tener consecuencias irreversibles.

Este libro intenta ocupar ese espacio de incertidumbre. En él encontrará el lector todo lo necesario para solucionar los imprevistos de salud más corrientes, mientras espera ayuda médica. Sin embargo, en gran número de ocasiones, se asombrará al observar cómo un gran número de trastornos pueden ser superados exitosamente tras la aplicación de sencillos y económicos remedios naturales. Nadie, consciente de su salud y la de sus seres queridos, debería ignorar los conocimientos prácticos que en este libro se exponen. Los «pequeños secretos» aquí explicados han sido probados con resultados óptimos por personas que, como Ud., un día tuvieron que hacer, durante breves y dramáticos momentos, de médicos de sí mismos o de otro ser humano.

Ese es el objetivo principal de este volumen: proporcionar al lector todos los conocimientos necesarios para estar en guardia y preparado ante cualquier eventualidad de la vida.

Introducción a la naturopatía de urgencia

El hombre debe ser su propio médico.
Tácito

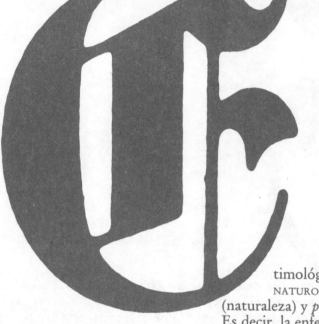

timológicamente la palabra
NATUROPATÍA derivada de *natura*
(naturaleza) y *pathos* (afección, enfermedad).
Es decir, la enfermedad tratada o considerada
a través de la Naturaleza. Sin embargo es ésta
una definición incompleta, que no establece la
esencia real y concreta de este arte.

En la *Enciclopedia Universal Sopena* (tomo
X, año 1980) se puede leer: «Naturopatía:
Sistema terapéutico que sólo emplea las
fuerzas físicas.»

Según el *Webster's Third New International
Dictionary USA* del año 1971, encontramos la
siguiente definición de este término: «Es un
sistema de tratamiento de la enfermedad que
pone énfasis en la ayuda de la Naturaleza,
incluyendo el uso de varias sustancias
medicinales, como hierbas, vitaminas, sales
minerales y ciertos medios físicos.»

Según otro prestigioso diccionario, el
Dorlan's Illustred Medical Dictionary, la
Naturopatía es «un sistema de terapias sin
drogas, haciendo uso de las fuerzas físicas,
tales como aire, agua, luz, calor, masajes,
alimentos, etc.».

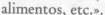

Voy a tratar de dar una forma coherente a las diversas definiciones, teniendo en cuenta su *forma* y su *fondo*.

La Naturopatía es un sistema higiénico de enseñanza y terapia, que informa al hombre y a la colectividad sobre cómo conservar la salud o cómo recuperarla, si la ha perdido, a través de remedios no agresivos al organismo y dentro del orden y control natural. Queda, pues, claro que la Naturopatía no es «dar recetas para tal o cual dolencia», ni siquiera es simplemente una escuela médica que utiliza solamente remedios naturales para combatir la enfermedad. La Naturopatía es una ciencia higiénico-terapéutica holística, es decir, enfoca al ser humano desde un prisma físico, psíquico y espiritual. Es una escuela de la Medicina Natural (término acuñado por Rausse en 1838) que posee su propia historia legal, pues fue creada en Nueva York (USA) por el Dr. Just en 1896 e incorporada a las leyes del distrito de Columbia en Washington en el año 1919.

La Naturopatía, como escuela terapéutico-higiénica, también posee sus propias técnicas de «urgencias».

No vamos a excluir los avances médico-quirúrgicos de la mal llamada *medicina alópata*, es decir de la medicina convencional. No obstante, hay zonas rurales en donde los centros hospitalarios más próximos están a cientos de kilómetros. En las grandes ciudades, el tráfico intenso y colapsado puede retrasar considerablemente (con el peligro que ello supone) la llegada de una ambulancia para auxiliar a un enfermo grave. Podríamos poner innumerables ejemplos que avalarían por sí mismos la utilidad que siempre posee un obra de estas características. Todas las técnicas y procedimientos terapéuticos de la Naturopatía han alcanzado en la actualidad un amplio rigor científico y son, cada vez más, los médicos de la «otra escuela» los que simpatizan con nuestros métodos curativos.

La hidroterapia, la fitoterapia (hierbas medicinales), la arcilla, la dieta sana, el sol, el aire y un largo etcétera, son una pequeña muestra de las infinitas posibilidades que la

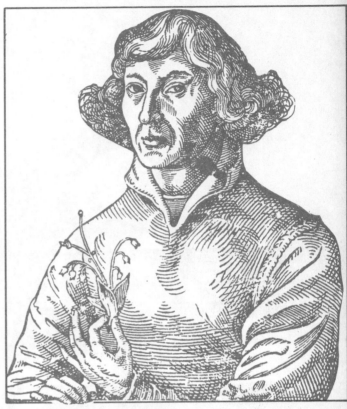

La salud, esa novia caprichosa pero indispensable que en cualquier momento puede dejarnos, hay que conquistarla día a día sin abandonarnos indefensos a su embriagadora sonrisa de bienestar.

Naturopatía tiene a su alcance para ofrecer una alternativa válida y eficaz a la medicina Farmacológica. Al fin y al cabo, lo único que importa es la salud, y la salud bien vale que todas las escuelas médicas se den un fraternal apretón de manos por el bien de la Humanidad y de un futuro con menos enfermedad y dolor.

Técnicas naturistas de urgencia (I)

Los tratamientos básicos de emergencia

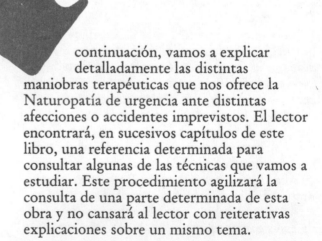

A continuación, vamos a explicar detalladamente las distintas maniobras terapéuticas que nos ofrece la Naturopatía de urgencia ante distintas afecciones o accidentes imprevistos. El lector encontrará, en sucesivos capítulos de este libro, una referencia determinada para consultar algunas de las técnicas que vamos a estudiar. Este procedimiento agilizará la consulta de una parte determinada de esta obra y no cansará al lector con reiterativas explicaciones sobre un mismo tema.

TRATAMIENTO DE URGENCIA N.° 1

Indicado para:
• Envenenamientos, intoxicaciones, picaduras de insectos venenosos, mordeduras de serpientes, mordeduras de animales, indicios de gangrena en un miembro, tétanos.

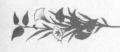

Ayuno

El enfermo no debe comer absolutamente nada. Se le administrará como única bebida el suguiente preparado: Mezclar el zumo de tres limones frescos y recién exprimidos con tres dientes de ajo, que previamente han sido chafados en un mortero. Se le hará tomar esta bebida al accidentado cada media hora. Si al cabo de seis horas el enfermo se ha recuperado un poco, se tomará la misma cantidad, pero esta vez con una frecuencia de una hora. Al segundo día se le dará la bebida cada cuatro horas. Al tercer día de tratamiento beberá limones solos, recién exprimidos, cada cuatro horas, e intercalando zumo de naranjas o de pomelos. Al cuarto día se seguirá igual. A partir del quinto día, si ha desaparecido el peligro, se le darán al enfermo dos comidas de fruta fresca del tiempo (mañana y tarde), una sola variedad de fruta por comida, exceptuando plátanos y coco. Las más indicadas son: naranjas, manzanas, úvas, peras, melocotones, cerezas, nísperos o kiwis. El sexto día se le dará un desayuno a base de fruta fresca (una sola variedad por desayuno), y en la comida del mediodía tomará una ensalada fresca de lechuga, cebolla cortada en rodajas finas, ajo picadito muy fino y remolacha roja, aderezada con unas gotas de zumo de limón y una cucharadita de aceite de germen de trigo. Se puede tomar acompañado de un plato de acelgas al vapor con una pizca de sal marina. Por la noche, en la cena, tomará un vaso de zumo natural de fruta. A partir del séptimo día se le instaurará la «Dieta hipotóxica», que se describe en las páginas 21 y siguientes.

La pérdida de peso que experimentará el paciente, así como cierta debilidad o aparición de diarrea fétida, no deberá alarmar a nadie, pues el organismo utiliza sus propias defensas *(Vis Medicatrix)* en un proceso de eliminación de sustancias internas denominado «histólisis». Recuerde el lector que hay personas que voluntariamente, a través de las denominadas «huelgas de hambre», han estado hasta cinco semanas sin ingerir otra cosa que agua. Si Ud. sigue nuestros pasos tal como indicamos, no tiene nada que temer.

Evacuaciones

Si el enfermo no ha evacuado (vaciado sus intestinos), desde el primer momento del accidente se le pondrá una lavativa de un litro o dos de agua de cocimiento de tomillo. Si aún así no logra evacuar, se intentará de nuevo hasta que lo consiga. Se puede inyectar el agua tibia en el ano a través de una perilla de goma especial que se puede adquirir en farmacias. El enfermo se acostará sobre el lado derecho, replegando las piernas contra el pecho (si la enfermedad se lo permite).

Para que el organismo utilice adecuadamente sus fuerzas curativas, el intestino debe estar limpio, exento de sustancias fecales que producen fermentaciones intoxicando progresivamente la sangre y la linfa.

Cataplasma de barro

Ante una picadura de insecto o mordedura de un animal, se amasará en agua fría (del tiempo) una determinada cantidad de arcilla o barro.

Se aplica directamente encima de la mordedura o de la picadura. Una vez en su casa, se le pondrá al enfermo otra cataplasma de arcilla sobre el vientre y el estómago. Estas cataplasmas se cambiarán al principio cada media hora, incluso durante la noche. A partir de las doce primeras horas, se cambiarán cada hora. Al segundo día, cada dos horas y a partir del tercer día podrán ponerse cuatro cataplasmas al día, es decir renovarlas cada seis horas. La arcilla es un agente terapéutico natural muy activo: calma el dolor, es desinfectante y altamanete cicatrizante.

Fricciones hidroterápicas

Cada día se le darán el enfermo Dos fricciones generales de agua fría por todo el cuerpo, abrigándolo rápidamente para que reacciones generando calor corporal. Antes de la aplicación de las fricciones habrá que observar si los pies del paciente están calientes, pues en caso contrario se utilizará, antes de la aplicación, una bolsa de agua caliente o una manta eléctrica para atemperarlos.

La fricción de agua fría se administra con un paño de algodón o de lino, doblado en dos o tres partes, ligeramente escurrido y friccionando el cuerpo desde el cuello hasta los pies, por el pecho y espalda, siguiendo por el brazo izquierdo, pierna izquierda y brazo derecho y pierna del mismo lado. Por último se pasa el paño por la planta de los pies. Para obtener un buen resultado deberá mojarse, de vez en cuando, el paño en agua. La operación se hará muy rápidamente para que el enfermo no se enfríe.

Estas fricciones se darán, como he dicho, una por la mañana y otra por la tarde o por la noche. Después de cada sesión hay que lavar bien el paño, pues a través de los poros de la piel el enfermo estará eliminando continuamente sustancias intraorgánicas, tales como amoniaco, sales, lipoproteínas, etc.

Nota general

No deben hacerse estos tratamientos dudando de su resultado. La Naturopatía utilizará el potencial vital de cada persona para regenerar su salud perdida.

Como ejemplos de curación con estas técnicas tenemos el caso de dos hijos del Dr. Joan Amigó Barba, naturópata español, a los que curó de una picadura de víbora y de un escorpión en su residencia de Andorra.

TRATAMIENTO DE URGENCIA N.° 2

Indicado para los siguientes casos:

• Heridas, esguinces, luxaciones, fracturas óseas, golpes, magulladuras, cortes con objetos metálicos, contusiones.

Ayuno

Desde el primer momento se procurará que el accidentado no ingiera nada sólido ni bebidas alcohólicas. Una vez pasada la primera fase del «shock», se le dará agua natural o zumo puro de limón sin diluir, a través de una o dos pajitas. Así, permanecerá en ayuno hasta que la gravedad vaya cediendo, cosa que suele ocurrir en los primeros cinco días después del accidente.

Si existe peligro de infección, tomará durante esos días abundante zumo de limón recién exprimido, sin agua y sin azúcar.

Hidroterapia

Se le aplicarán al enfermo, desde el primer momento, compresas de agua fría en la parte afectada, que se renovarán cada 5 minutos. Las compresas serán de agua «fría» (no helada). Puede utilizarse agua del grifo, de un río, de una fuente, etc.

Cataplasmas de arcilla (barro)

Cuando el accidentado esté en su casa, se reemplazarán las compresas de agua fría por cataplasmas de barro (arcilla). Esta arcilla se puede adquirir en una industria ladrillera.

Se amasará el barro o la arcilla con agua fría hasta obtener una masa consistente pero manejable. Acto seguido, se coloca directamente encima de la herida, golpe o fractura, cubriéndola con un paño de algodón y encima de este paño se colocará otro de lana, para que no se deslice. Los pies del enfermo deben estar calientes, de lo contrario se calentarán con una bolsa de agua o una manta eléctrica.

Estas cataplasmas de arcilla se irán cambiando cada media hora, las seis primeras horas. A partir de ahí se renovarán cada hora. Al segundo día, cada dos horas y así sucesivamente, según la gravedad del accidente.

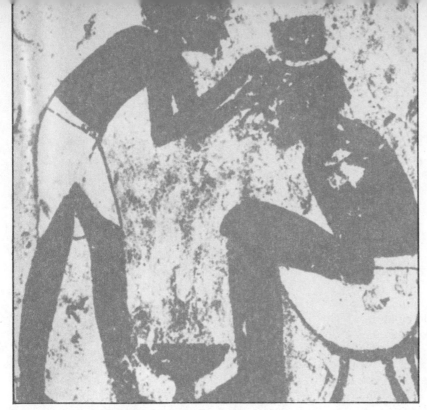

La receta médica más antigua que se conoce es la de una cataplasma y recomienda hacerla con pasta de trigo y peras y poso de cerveza; el tratamiento prescribe frotar la parte enferma con aceite y aplicar a ella el emplasto. Así nació hace más de cuatro mil años la Medicina Naturalista. Junto a estas líneas, un médico egipcio aplica una cataplasma de arcilla a un paciente.

El barro se pondrá siempre fresco y nuevo, tirando el que hayamos utilizado. Cada vez que retiremos la cataplasma de barro, procederemos a limpiar la parte afectada con agua pura y fría. Si hay alguna herida, se utilizará entonces agua de cocimiento de tomillo.

Nota general

No debemos tener miedo del barro, pues las heridas citatrizan rápidamente gracias a sus propiedades bactericidas ampliamente demostradas. En la doctrina naturopática sabemos que la enfermedad no es un fenómeno aislado. Cuando una parte de nostros se enferma DEBEMOS PONER EN CURA URGENTE TODO EL ORGANISMO.

Hemos de procurar que el enfermo evacúe desde el primer día. Si no lo consigue por sí mismo, se le aplicará una lavativa de uno o dos litros de agua de cocimiento de tomillo.

La alimentación del enfermo a partir del tercer día será a base de fruta fresca del tiempo con un poco de pan integral tostado (dextrinado) para el desayuno. Al mediodía (después de seis o siete horas) tomará una ensalada de lechuga, tomate maduro, zanahoria rallada con su piel, aceitunas desaladas y apio; se adereza todo con una pizca de sal marina sin refinar y una cucharadita de aceite de germen de trigo. Se acompaña la ensalada con un poco de pan integral tostado y nada más. No se debe cenar, a lo sumo un zumo natural de fruta recién exprimida.

Si a partir del cuarto día el enfermo ha mejorado sensiblemente, se la instaurará la «Dieta hipotóxica» (ver pág. 24).

La habitación del enfermo deberá estar bien ventilada y limpia.

A partir de las dos primeras semanas de tratamiento, el paciente deberá exponer la parte accidentada al sol durante una o dos horas diarias. Si el sol es muy fuerte o su piel muy pálida, se combinará media hora de sol con media hora de cataplasmas de barro diariamente.

TRATAMIENTO DE URGENCIA N.º 3

Indicado para:
- Apoplejía, embolia, trombosis.

Ortigaduras

En estos casos particulares, deberán ortigarse cuatro o seis veces al día las partes

paralizadas. Después de cada ortigación se pasará un paño humedecido en agua fría. Este sistema es muy efectivo para activar la circulación sanguínea.

Fricciones

Mañana y tarde se aplicará una fricción por todo el cuerpo, desde la cara a los pies (pecho, espalda y miembros) con una esponja, toalla doblada o paño recio humedecido en agua fría. Después se cubrirá el cuerpo para que reaccione favorablemente.

Envolturas

Durante el día, podrá ponerse al enfermo dos o tres envolturas de agua fría. Para ello, se utiliza una toalla grande de aproximadamente 60 × 120 cm mojada en agua fría; acto seguido se envuelve al enfermo desde las axilas hasta las nalgas. Los pies del paciente deben estar bien calientes, para lo cual se utilizará una bolsa de agua caliente o una manta eléctrica. La duración de esta envoltura será de media hora a una hora, según la vitalidad del paciente.

Evacuaciones

Deberá evacuar diariamente. Si no lo hace, se le aplicará un enema o lavativa de uno o dos litros de agua de cocimiento de tomillo o agua natural, tibia.

Ayuno

El primer día no tomará absolutamente nada, solo beberá agua pura y natural, sin gas ni cloro. El enfermo debe beber toda la que desee.

El segundo día tomará, aparte del agua, tres vasos de CALDO DEPURATIVO REGENERADOR con dos limones recién exprimidos.

El CALDO DEPURATIVO REGENERADOR se prepara de la siguiente forma: En un litro de agua se echarán dos cebollas medianas cortadas en trocitos, una buena rama de apio, dos dientes de ajo y un puñado de ortigas que, si no se encontrasen en ese momento, se pueden sustituir por hojas de col o acelgas. Se hervirá todo junto durante 30 minutos, añadiendo una pizca de sal marina.

Este caldo medicinal deberá tomarse durante UN MES SEGUIDO, tres tomas diarias, con el zumo de dos limones en cada toma.

Alimentación

Al tercer día, si ha mejorado el paciente, se le dará para desayunar un poco de fruta fresca, sin pan. Al mediodía (pasadas unas seis o siete horas) puede comer una ensalada de lechuga, tomate maduro, cebolla, aceitunas sin sal, apio y un chorrito de aceite. Después, si el enfermo lo desa, comerá un poco de verdura sola, aderezada con un poco de aceite de germen de maíz. Puede comer:

Acelgas, col (berza) o alcachofas.

Debe continuar con este régimen siete días. Después seguirá la «Dieta hipotóxica»(ver páginas 21 y siguientes).

No obstante, cada semana deberá efectuar un ayuno de 24 horas tomando agua pura, sin gas ni cloro.

TRATAMIENTO DE URGENCIA N.° 4

Indicaciones:
• Quemaduras de sol, quemaduras de agua, quemaduras de aceite, quemaduras de fuego.

Procedimiento general

En las quemaduras solares, si aún no se ha levantado la piel, se aplicará cada 5 ó 10 minutos compresas de agua fría, con una toalla o paño de algodón ligeramente escurridos. Es recomendable pasar un tomate cortado por la mitad, muy suavemente, por las zonas afectadas.

Si las quemaduras son producidas por agua hirviendo, aceite o fuego, se aplicará en las zonas afectadas ralladura de patata cruda, bien lavada y pelada. Se renueva cada 10 ó 15 minutos.

Por la noche se aplicará una pasta de patata rallada y zanahoria chafada (la pulpa se machaca en un mortero). Se cubre suavemente con un paño de lino o algodón.

Cuando la quemadura, sea de la clase que fuere, es grave, se seguirán las siguientes normas dietéticas:

Primer día: Ayuno de agua pura, sin tomar otra cosa.

Segundo día: Beberá zumos de fruta recién exprimida (limón, naranja o pomelo, una sola variedad por toma); sin azúcar y sin diluir en agua. Para que no produzcan «dentera» se pueden absorber a través de una o dos pajitas.

Tercer día: Desayuno de fruta fresca sin pan. En la comida tomará una ensalada de lechuga, tomate maduro, zanahoria rallada con piel, cebolla y aceitunas desaladas, sin vinagre, aderezada con una pizca de sal marina sin refinar y un chorrito de aceite de germen de trigo. Se acompaña con un poco de pan integral tostado.

Por la noche tomará un zumo natural de zanahoria y manzana.

Cuarto día: Si a partir del cuarto día el enfermo siente bastante mejoría en su estado general, seguirá la dieta hipotóxica (ver página 21 y siguientes).

Nota general

● Como hemos indicado anteriormente, el enfermo deberá ir de vientre diariamente; de

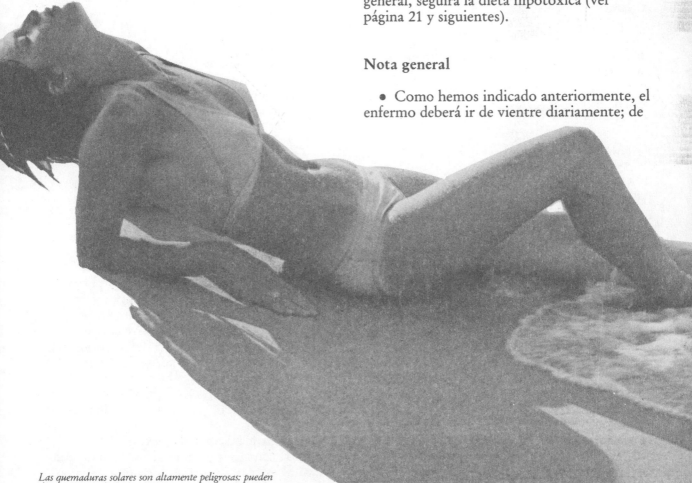

Las quemaduras solares son altamente peligrosas: pueden degenerar en cáncer.

lo contrario se le aplicará un enema o lavativa de agua tibia hasta que lo consiga, de uno o dos litros de agua. Las ropas de cama deben estar inmaculadamente limpias y deben cambiarse diariamente.

TRATAMIENTO DE URGENCIA N.° 5

Indicaciones generales:

• Aborto, apendicitis, epilepsia (ataque), asma (crisis), cólico hepático, cólico intestinal, cólico nefrítico, desmayos (conmociones cerebrales), hemorragia vaginal, mareos, insolaciones, vómitos, sofocaciones.

Ayuno

Desde el primer momento de la crisis el enfermo no deberá ingerir absolutamente nada, salvo agua pura y natural. Al segundo día, beberá zumo de limón, naranja o pomelo recién exprimidos.

Envolturas

Al primer síntoma se aplicará una envoltura fría. Se efectúa con una toalla de 60 × 120 cm que se humedece en agua fría del grifo y se enfaja al paciente desde las axilas hasta las nalgas. Luego se pone encima una manta y se abriga bien en la cama.

Esta envoltura se puede renovar cada 15 ó 30 minutos. Después se pueden hacer dos al día, sobre todo si el paciente reacciona bien.

Nota muy importante: En el caso de cólicos hepáticos, intestinales y nefríticos la envoltura será de agua CALIENTE (entre 35 y 40°C).

Cataplasma de barro (arcilla)

Despúes de haber aplicado las envolturas, al cabo de media hora se aplicará una cataplasma de barro (arcilla) durante una hora; después se descansa media hora y se vuelve a aplicar una hora más, con el barro renovado y fresco. EN LOS CÓLICOS NEFRÍTICOS, INTESTINALES O HEPÁTICOS el barro se aplica CALIENTE.

Preparación de las cataplasmas: La arcilla se puede conseguir en una industria ladrillera, de lo contrario se puede utilizar cualquier tierra, limpia y triturada. Se amasa con agua del grifo para conseguir una masa espesa que sea manejable. Se aplica directamente sobre la piel, cubriendo una superficie de aproximadamente cuarenta por cuarenta centímetros, en vientre y espalda, tapando un paño de algodón y encima de éste una manta de lana. Después se abrigará bien en la cama.

Evacuaciones

Se aplicará una lavativa de agua, si no vacía el intestino durante el día. Si el enfermo tiene mucha fiebre, la lavativa será de agua fría y si está destemplado, será de agua tibia.

IMPORTANTÍSIMO: NO APLICAR NUNCA UNA LAVATIVA A UN ENFERMO CON UN ATAQUE DE APENDICITIS AGUDA.

Alimentación

Al segundo o tercer día comenzará a comer un poco de fruta fresca del tiempo, sin pan. Al cuarto día se seguirá con fruta en el desayuno y al mediodía una ensalada de lechuga, tomate maduro, cebolla, zanahoria rallada, con un poco de aceite y una pizca de sal marina sin refinar.

Nada de vinagre. Después comerá un plato de acelgas al vapor, o puerros cocidos con un poco de aceite.

No se tomará nada de pan.

En la cena se le podrá dar un vaso de zumo natural de fruta fresca. Pasada una semana deberá seguir la dieta hipotóxica.

Técnicas naturistas de urgencia (II)

La hidroterapia

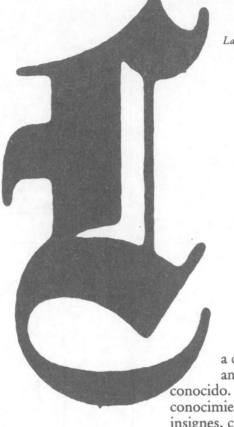

La salud hay que merecerla por un esfuerzo personal, de acuerdo con las leyes de la Naturaleza.
AUDINOT

a curación a través del agua es el más antiguo método de curación conocido. A través de la Historia tenemos conocimiento de sus precursores más insignes, como es el caso de Kuhne, Priessnitz, padre Tadeo, Lezaeta Acharán, entre otros.

Una de las objeciones más comunes que se le hace a la Hidroterapia es la siguiente: ¿Cómo se va a curar una enfermedad con «agüita fría»? Dejemos que uno de los más ilustres naturistas, Manuel Lezaeta Acharán nos conteste: «No se trata de curar, sino de normalizar la digestión y las eliminaciones mediante actividad nerviosa y circulatoria despertada por conflicto térmico con el agua.»

Sin embargo, cada enfermo, según su enfermedad y constitución, tendrá una aplicación hidroterapéutica determinada.

En este capítulo vamos a señalar solamente las técnicas hídricas que utilizan frecuentemente en «Naturopatía de urgencia».

En el volumen de esta misma colección titulado *La curación por el agua (hidroterapia)*, el lector encontrará una amplia información sobre múltiples aspectos de la utilización del agua como agente curativo-naturista.

Reglas generales para las aplicaciones externas de agua fría

1. Hay que comprobar siempre que los pies y la piel estén calientes. Si están fríos deberán antes ser calentados mediante fricciones en seco, ortigaduras, bolsa de agua caliente, etc.

2. Después de la aplicación hidroterápica debe obtenerse una buena reacción calorífica. Para ello debe abrigarse después al paciente o, si está levantado, obligarle a efectuar ejercicio físico suave que genere calor.

3. Las aplicaciones de agua fría se harán con el estómago vacío, nunca inmediatamente antes o después de haber comido.

4. La habitación en donde se practique la hidroterapia deberá estar exenta de corrientes de aire y no tener menos de 18° C de temperatura ambiental.

Observación importante:

Las mujeres durante el ciclo menstrual se abstendrán de practicar las técnicas hidroterápicas que vamos a explicar. No obstante, las cataplasmas de barro podrán utilizarlas sin riesgo alguno durante dicho período.

Descripción de las técnicas hidroterapéuticas más comunes

FROTACION HIPER-REACTIVA

Consiste en mojar en agua fría un trapo de hilo o algodón, doblado en seis u ocho hojas, las cuales se van desdoblando a medida que damos cada aplicación. Esta maniobra evita que las impurezas orgánicas vuelvan a entrar

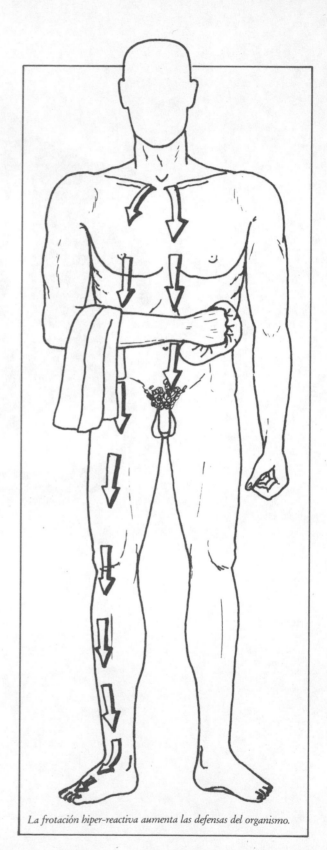

La frotación hiper-reactiva aumenta las defensas del organismo.

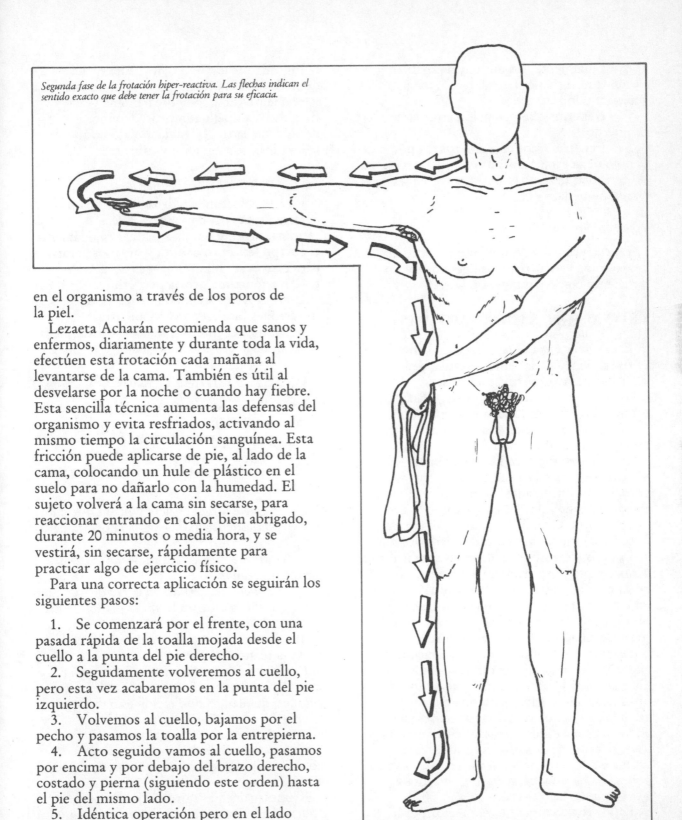

Segunda fase de la frotación hiper-reactiva. Las flechas indican el sentido exacto que debe tener la frotación para su eficacia.

en el organismo a través de los poros de la piel.

Lezaeta Acharán recomienda que sanos y enfermos, diariamente y durante toda la vida, efectúen esta frotación cada mañana al levantarse de la cama. También es útil al desvelarse por la noche o cuando hay fiebre. Esta sencilla técnica aumenta las defensas del organismo y evita resfriados, activando al mismo tiempo la circulación sanguínea. Esta fricción puede aplicarse de pie, al lado de la cama, colocando un hule de plástico en el suelo para no dañarlo con la humedad. El sujeto volverá a la cama sin secarse, para reaccionar entrando en calor bien abrigado, durante 20 minutos o media hora, y se vestirá, sin secarse, rápidamente para practicar algo de ejercicio físico.

Para una correcta aplicación se seguirán los siguientes pasos:

1. Se comenzará por el frente, con una pasada rápida de la toalla mojada desde el cuello a la punta del pie derecho.

2. Seguidamente volveremos al cuello, pero esta vez acabaremos en la punta del pie izquierdo.

3. Volvemos al cuello, bajamos por el pecho y pasamos la toalla por la entrepierna.

4. Acto seguido vamos al cuello, pasamos por encima y por debajo del brazo derecho, costado y pierna (siguiendo este orden) hasta el pie del mismo lado.

5. Idéntica operación pero en el lado izquierdo.

6. Finalmente, llegamos a la espalda, desde la nuca, omóplato derecho, nalga, pierna y talón derechos.

7. Repetimos la operación en el lado izquierdo.

8. Finalizaremos con una pasada por el centro de la espina dorsal hasta la entrepierna. Al terminar daremos unos saltos encima de la toalla húmeda.

Nota importante

En cada pasada, desdoblaremos la toalla, la mojaremos y escurriremos ligeramente, lo suficiente como para que no gotee.

FROTACIONES HIDROACTIVAS

Esta técnica es tan sencilla como eficaz en el tratamiento de las enfermedades agudas. Está indicada en: fiebre, parálisis, convulsiones, bronconeumonías, etc. Es decir, en toda enfermedad aguda que curse con fiebre. Cuando más alta es la fiebre (temperaturas «hiperpiréticas») con más frecuencia se aplciarán las frotaciones. En «Naturopatía de Urgencia» es una de las técncias más utilizadas. Se efectúa una frotación cada hora, hasta un total de SEIS APLICACIONES. Caundo hay fiebre alta se puede hacer cada media hora o cada cuarto de hora.

Las seis frotaciones hidroactivas se utilizan siempre que el enfermo guarde cama. Por regla general, después de la segunda o tercera aplicación el enfermo comienza a transpirar, eliminando a través de los poros de la piel gran cantidad de impurezas. El orden de aplicación es idéntico al de la «frotación hiper-reactiva». Debe realizarse rápidamente, sin que en la habitación haya corrientes de aire. Después se tapa y arrropa bien al paciente para que reaccione adecuadamente. Si los pies del enfermo están fríos, ANTES DE APLICAR ESTA TÉCNICA DEBERÁN CALENTARSE FRICCIONÁNDOLOS CON LAS MANOS O UTILIZANDO UNA BOLSA DE AGUA CALIENTE. IDÉNTICA NORMA PARA EL RESTO DEL CUERPO.

Estas frotaciones se harán mejor por la tarde.

En cada pasada se mojará una toalla doblada en seis u ocho partes que se escurrirá ligeramente (no debe gotear). Una vez finalizada la operación procederemos a desinfectar la toalla, hiviéndola o lavándola en la lavadora con agua muy caliente.

Observaciones importantes

En las frotaciones hidroactivas, si la piel del enfermo está fría, con escasa reacción términa, procederemos a ortigar rápidamente el cuerpo (excepto cabeza y órganos genitales) para provocar «hiperemia», es decir, reactivación circulatoria periférica.

Lezaeta Acharán comenta acerca de las seis frotaciones hidroactivas: «Con estas aplicaciones, el enfermo mejorará para quedar después de la crisis mucho mejor que antes.»

PAQUETES HIDROTERMICOS

Esta técnica consiste en envolver el cuerpo totalmemte («paquete largo»), o parcialmente («paquete corto») en un lienzo fino de hilo o algodón mojado en agua fría y escurrido.

Distinguimos varios tipos de envolturas o «paquetes»:

a) *Paquete largo:* es la envoltura que cubre el cuerpo desde las axilas hasta la planta de los pies.

b) *Paquete medio:* cubre desde las axilas hasta las rodillas.

c) *Paquete de piernas:* es la envoltura que abarca desde la cintura hasta la planta de los pies.

d) *Paquete de rodillas:* cubre las rodillas hasta la planta del pie.

Paquete de cintura (o más conocida por «faja derivativa»): es la que enfaja el vientre y riñones, quedando doble el lienzo sobre el vientre.

Nota importante: En cualquier tipo de paquete, encima del lienzo húmedo se colocará rápidamente una manta de lana bien ajustada.

Rigen las mismas normas que en toda aplicación hidroterápica (pies calientes, nunca durante las digestiones, etc.).

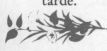

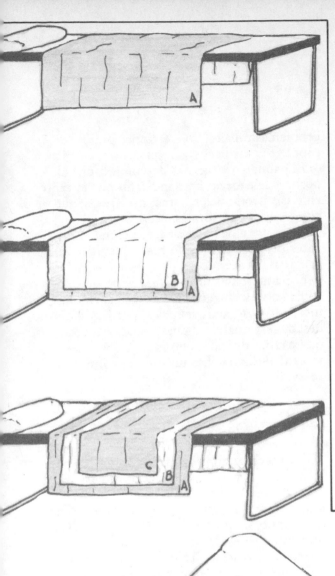

Procedimiento

1. La ropa de la cama se echa hacia los pies y sobre el colchón, encima de la sábana de abajo, se coloca un plástico para impedir que la humedad dañe el colchón.

2. Sobre el plástico se extiende una manta que será igual de larga y ancha (poco más o menos) que el paquete hidrotérmico que vayamos a utilizar.

3. Sobre la manta se extiende el lienzo húmedo.

4. Acto seguido el enfermo se acuesta encima del lienzo mojado y lo envolvemos rápidamente en él, ajustando la manta de lana encima de la sábana húmeda.

5. Por último, lo arropamos con la ropa de la cama que estaba retirada a sus pies.

Si el enfermo presenta fiebre alta, el paquete puede efectuarse dos o tres días seguidos, pero por regla general no conviene más de una vez por semana, mejor entre las

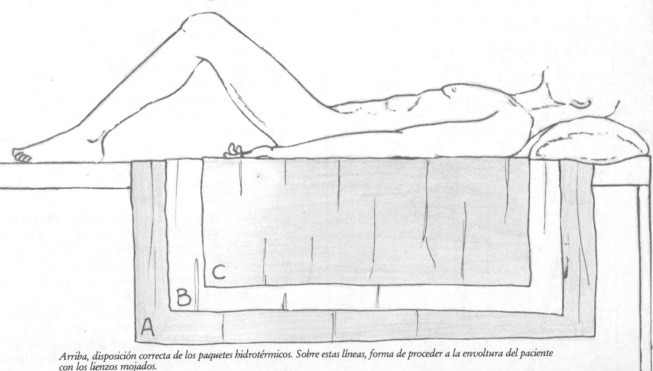

Arriba, disposición correcta de los paquetes hidrotérmicos. Sobre estas líneas, forma de proceder a la envoltura del paciente con los lienzos mojados.

11 y las 12 del día, hora solar. Por la tarde, son mejores las «Frotaciones hidroactivas» ya estudiadas.

La duración del paquete será de media hora a cuarenta y cinco minutos, según la respuesta del paciente. Hay que tener mucho cuidado al retirar la sábana húmeda, pues los poros de la piel estarán abiertos totalmente y transpirados. Rápidamente procederemos a darle una fricción de agua fría por todo el cuerpo para cerrar los poros y eliminar el sudor, arropándolo en la cama lo mejor posible.

El paquete largo lo aplicaremos cada vez que se presente fiebre alta, intoxicaciones o retenciones circulatorias.

El paquete medio está recomendado en problemas renales, congestiones pulmonares, problemas cardiacos y nerviosismo.

El paquete de piernas descongestiona el pecho y la cabeza. Está indicado por lo tanto en crisis bronquiales, asma, catarros, jaquecas, congestiones cerebrales, etc.

El paquete de rodillas actúa como el anterior, pero activando más todavía la vejiga urinaria.

El paquete de cintura (*faja derivativa*) actúa sobre el hígado, bazo, vejiga, riñones, intestino y órganos sexuales, purificándolos y descongestionando dichas zonas. Favorece las digestiones difíciles, eliminando los gases intestinales, y facilita un sueño profundo y sosegado.

PEDILUVIOS

Es la técnica consistente en meter los pies hasta las pantorrillas en agua. Para ello utilizaremos un barreño o tina. El tiempo de inmersión en el agua es de medio minuto a dos minutos. Después, se envuelven ambos pies en un paño de lana, sin secar, para provocar la reacción térmica. Este baño está indicado en los siguientes casos: resfriados, tos, gripe, afecciones de la cabeza, garganta y oídos. No deberá hacerse si los pies están fríos, antes se procederá a calentarlos tal como hemos explicado en anteriores técnicas hidroterápicas.

BAÑO DE TRONCO

Se toma tal como indica la figura siguiente. Puede efectuarse con agua fría o agua caliente, según los casos que vayamos a tratar. El baño abarca buena parte del tronco y de la espina dorsal. Su duración es de cinco a quince minutos en el caso de utilizar agua fría, o de 10 a 45 minutos, con agua caliente. Mientras dura el baño, el enfermo deberá friccionarse continuamente el vientre, en el sentido de las agujas del reloj. La aplicación fría es de efecto derivativo muy intenso. Es utilísimo en caso

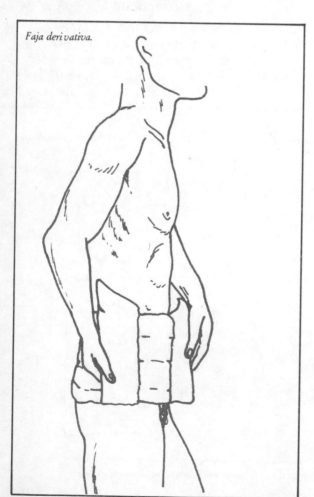

Faja derivativa.

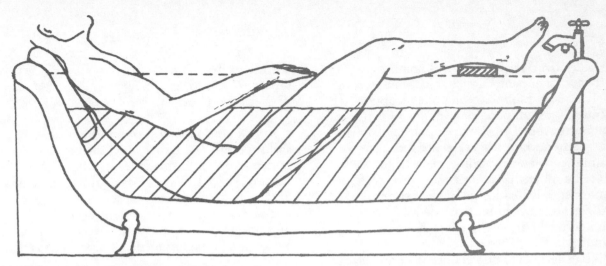

de fiebres muy altas (hiperpiréticas) como en el tifus. Podrá repetirse en estos casos dos o tres veces al día, hasta que las pulsaciones del enfermo estén por debajo de las 100 pulsaciones por minuto. Cuando hay fiebre alta, la temperatura del baño deberá estar entre 28 y 30° C.

Contraindicaciones

El baño frío está contraindicado en los siguientes casos:

Cistitis, ciclo menstrual, nefritis, cólicos nefríticos, pacientes extremadamente delgados y nerviosos, cólicos intestinales. En estos casos, excepto en la mujer durante el ciclo menstrual, el baño de tronco se aplicará con agua caliente. En cólicos nefríticos, el agua deberá estar tan caliente como se pueda resistir, pues de esta forma se dilatan los uréteres y el cálculo (piedra) podrá salir más fácilmente al exterior, sin los dolores atroces que supone un cólico de estas características.

BAÑO HIDRO-GENITAL

Es una técnica hidroterápica ideada por Kuhne y, tal como explica dicho naturista, «asegura el restablecimiento integral de la salud de todo enfermo, cualquiera que sea el nombre o la manifestación de su dolencia».

Procedimiento

El bañista se sentará en seco, de manera que su cuerpo no toque el agua. Utilizaremos

Posición correcta para el baño de tronco, que incluye la fricción continua del vientre.

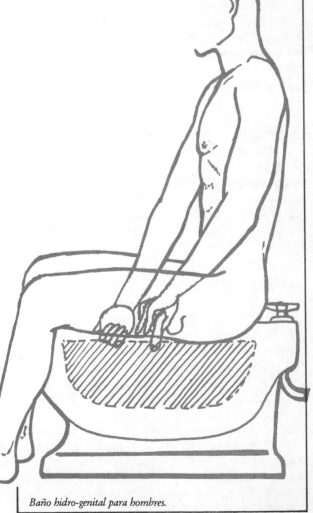

Baño hidro-genital para hombres.

un bidet lleno de agua fría. El hombre introducirá el pene bajo el agua, sin descorrer hacia atrás el prepucio (piel que recubre el glande). Con un paño de cáñamo o de hilo se frotará suavemente el prepucio bajo el agua, que mantendremos ligeramente estirado y tirante, cubriendo totalmente la cabeza del pene. La mujer hará lo mismo, pero lavando suavemente los labios genitales externos, utilizando también un paño de hilo. La duración del baño varía entre 20 y 60 minutos.

No es necesario que el cuerpo permanezca desnudo, por el contrario, solamente descubriremos los órganos sexuales, de esta forma se evitarán resfriados por un mal uso de esta técnica maravillosa.

El nivel del agua en el bidet llegará a ras del bañista, pero sin mojarlo. Se puede poner una tabla para que el enfermo permanezca cómodamente sentado mientras dure esta operación.

Este baño estimula las defensas de todo el organismo. Es un eficaz depurativo y descongestivo.

El momento más oportuno para tomarlo es en ayunas, por la mañana, o una hora antes de las comidas. Debe dejarse transcurrir aproximadamente 20 minutos antes de ingerir algún alimento tras la aplicación del mencionado baño. Puede tomarse entre uno y tres al día.

LAVADO HIDROBIOTERMICO

Con este nombre denominamos, en la moderna Naturopatía, la práctica hidroterapéutica ideada por Manuel Lezaeta Acherán con el nombre de «Lavado de la sangre». Dice al respecto el ilustre naturista: «Mi lavado de la sangre consiste en una serie de reacciones nerviosas y circulatorias, provocadas por frecuentes abluciones de agua fría sobre la piel calentada al vapor. Es ésta una aplicación fundamental y constituye un seguro de bienestar y larga vida. Mi propia experiencia diaria, durante más de 30 años, con enfermos incurables o crónicos, me

autoriza a denominar a ese baño lavado de la sangre.» Es un procedimiento inigualable para desintoxicar el organismo».

El *baño hidrobiotérmico* está indicado en: sífilis, gonorrea, artritis, urea, diabetes, reumatismos, enfermedades de los riñones, cardiopatías, crisis nerviosas, falta de defensas orgánicas, ácido úrico, colesterol, intoxicaciones, envenenamientos, etc. Nuestro Instituto de Naturopatía de Vigo, en colaboración con médicos especialistas de

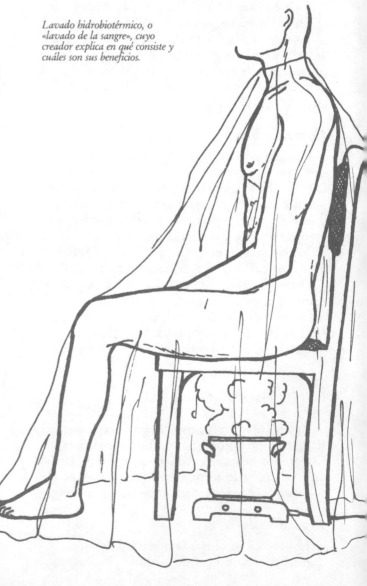

Lavado hidrobiotérmico, o «lavado de la sangre», cuyo creador explica en qué consiste y cuáles son sus beneficios.

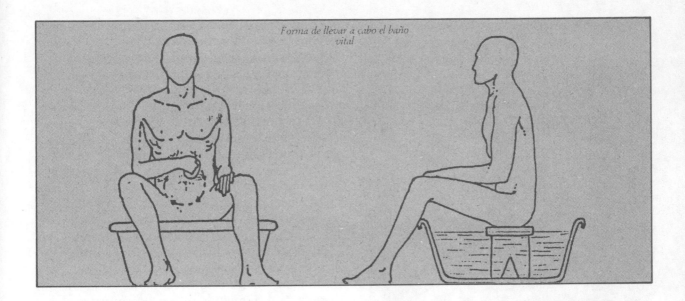

Forma de llevar a cabo el baño vital

la medicina oficial, está llevando a cabo una extensa investigación clínica en la utilización de estas técnicas naturopáticas de urgencia en enfermos que padecen procesos neoplásicos irreversibles (cáncer) y en el síndrome de inmonodeficiencia adquirida (SIDA).

Técnica

El paciente se tapará (ver dibujo) con un plástico que llegue bien al suelo. En el cuello, un elástico o goma lo mantendrá herméticamente cerrado, pero sin provocar molestias. El paciente se sentará en una silla de mimbre o de madera, a la que previamente se le habrán practicado unos agujeros para que a través de ellos se filtren los vapores medicinales.

Debajo de la silla instalaremos un hornillo con una olla de agua, que mantendremos en ebullición para que despida constantemente vapor. Cada cuatro minutos aproximadamente saldrá fuera (no hace falta quitarse el plástico, bastará con subirlo un poco) y se dará una ablución en todo el cuerpo con una toalla mojada en agua fría. Inmediatamente, sin perder tiempo, volverá a sentarse en la silla, bien tapado, para seguir recibiendo los vapores hidrotérmicos.

Repetirá esta operación cada cuatro o cinco minutos, hasta totalizar unas seis u ocho abluciones de agua fría. Siempre se finalizará esta operación con una ablución de agua fría, reaccionando a continuación bien abrigado en la cama durante media hora por lo menos.

Siguiendo atentamente nuestras explicaciones Ud. podrá mejorar su bienestar físico y mental como nunca hubiera imaginado.

La dieta hipotóxica

Denominados *dieta hipotóxica* a aquella que, entre sus componentes básicos, no incluye alimentos altos en purinas y ayuda a mantener, al mismo tiempo, el resto de las funciones orgánicas en un correcto equilibrio nutricional.

Acudiremos a esta dieta siempre que hayamos salido de una enfermedad, después de haber seguido el consiguiente tratamiento naturista de urgencia. Esta dieta ayuda a que el organismo no se «recargue» de materias tóxicas, tales como ácido úrico, colesterol, indol, fenol, etc.

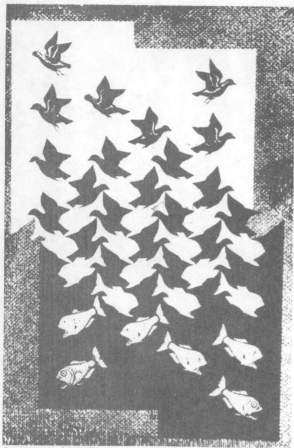

La presencia del ácido úrico en el organismo tiene su causa más frecuente en una alimentación desequilibrada; se encuentra en todas las proteínas de origen animal, excepto en la leche y los huevos.

Los emuntorios corporales («puertas» de eliminación de los desechos metabólicos) no se bloquean con esta alimentación, permitiendo un perfecto equilibrio y armonía entre la función «anabólica» (asimilación) y la «catabólica» (eliminación). La piel, el intestino, los riñones y los pulmones (emuntorios básicos), cumplen así su función biológica sin obstrucciones de ningún tipo. En una palabra, los emuntorios están «abiertos».

Un ejemplo característico, para que el lector comprenda mejor la importancia de una alimentación sana, lo tenemos en el ÁCIDO ÚRICO, producto orgánico de difícil eliminación, cuya causa más frecuente es una alimentación desequilibrada.

Para comprender mejor la etiología del ácido úrico abordaremos brevemente el estudio de las ÑUCLEO-PROTEÍNAS. Estas sustancias son el resultado de la combinación de un ÁCIDO FOSFÓRICO ORGÁNICO (ÁCIDO NUCLEICO) y una PROTEÍNA DE HISTONES BÁSICOS. Son muy abundantes en los tejidos GLANDULARES (páncreas, timo, bazo, etcétera). Es importantísimo recordar que se encuentran en TODAS LAS PROTEÍNAS DE ORIGEN ANIMAL, EXCEPTO EN LA LECHE Y LOS HUEVOS.

Durante los procesos de degeneración metabólicos, las núcleo-proteínas sufren una HIDRÓLISIS y una ACCIÓN ENZIMÁTICA para descomponerse respectivamente en PROTEÍNA y NUCLEÍNA. Siguiendo este proceso metabólico, de la nucleína deriva el ÁCIDO NUCLEICO, que a su vez se descompondrá en ÁCIDO FOSFÓRICO, ÁCIDO SULFÚRICO y PURINAS. Las PURINAS se descomprondrán a su vez en ADENINA y GUANINA, que por OXIDACIÓN dan como resultado final XANTINA e HIPOSANTINA. El producto final de este complejo proceso orgánico es el ÁCIDO ÚRICO.

Resumiendo, el ÁCIDO ÚRICO es un subproducto de la descomposición terminal de las PURINAS.

Químicamente el ÁCIDO ÚRICO es un producto SÓLIDO, de color blanco, cristalino, inodoro e insípido. Es DIFÍCILMENTE SOLUBLE EN AGUA y EN LOS ÁCIDOS CONCENTRADOS y los ÁLCALIS.

El ÁCIDO ÚRICO, las XANTINAS y las BASES PÚRICAS tienen la propiedad de SER PRECIPITADOS por varios ÁCIDOS MINERALES U ORGÁNICOS, así como por el ALCOHOL, EL TABACO Y NUMEROSOS MEDICAMENTOS ALOPÁTICOS.

En vista de lo indicado, el ÁCIDO ÚRICO tiende a depositarse rápidamente en los tejidos, provocando ENDURECIMIENTOS, ESCLEROSIS, etc. El resultado final es un ESTADO ARTRÍTICO CRÓNICO, provocando cálculos renales, de vesícula, gota, ciática, etc.

El ÁCIDO ÚRICO, si no es RÁPIDAMENTE ELIMINADO, se convierte en un verdadero VENENO, por lo tanto el HÍGADO, los RIÑONES y

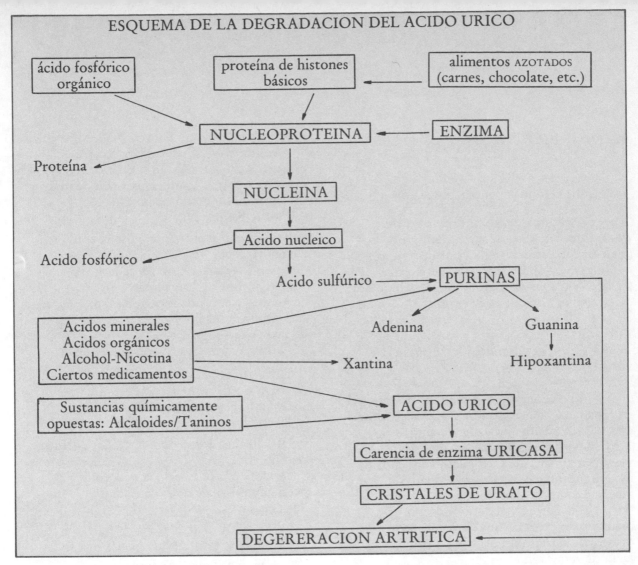

ESQUEMA DE LA DEGRADACION DEL ACIDO URICO

ácido fosfórico orgánico → NUCLEOPROTEINA

proteína de histones básicos ← alimentos AZOTADOS (carnes, chocolate, etc.)

NUCLEOPROTEINA ← ENZIMA

NUCLEOPROTEINA → Proteína

NUCLEOPROTEINA → NUCLEINA → Acido nucleico → Acido fosfórico

Acido nucleico → Acido sulfúrico → PURINAS

PURINAS → Adenina

PURINAS → Guanina → Hipoxantina

Acidos minerales / Acidos orgánicos / Alcohol-Nicotina / Ciertos medicamentos → PURINAS → Xantina

Sustancias químicamente opuestas: Alcaloides/Taninos → ACIDO URICO

ACIDO URICO → Carencia de enzima URICASA → CRISTALES DE URATO → DEGERERACION ARTRITICA

---

el emuntorio cutáneo deben estar «abiertos» y funcionando correctamente.

Los animales carnívoros tienen una enzima llamada URICASA, que descompone el ÁCIDO ÚRICO en una sustancia mucho más simple denominada ALANTOÍNA. Esta sustancia es mucho más fácil de eliminar.

Sin embargo, el hombre CARECE DE ESTA ENZIMA, de ahí que le sea tan difícil eliminar el ÁCIDO ÚRICO, una vez que éste alcanza niveles altos de su sangre.

Estas investigaciones han sido llevadas a cabo por el Dr. Passebecq, del Departamento de Naturopatía de la Facultad de Medicina de la Universidad de París XIII (Francia).

CAUSAS QUE FOMENTAN LA ACUMULACION DE ACIDO URICO

1. Causas orgánicas (endógena):

a) Actividad física intensa.
b) Estados febriles.

2. Causas exógenas:

a) Alimentación RICA EN PROTEÍNAS ANIMALES (carnes, pescados, etc.).

b) Alimentación rica en «purinas» (carnes, mariscos, legumbres secas, cacao, té, café, cola, etc.).

Estos abusos «bloquean» las vías de eliminación orgánica (emuntorios), provocando degeneraciones a veces irreversibles.

* * *

Esta exposición, quizás un poco tediosa pero necesaria, hará comprender al lector CÓMO LA ALIMENTACIÓN ES CAUSA IMPORTANTE DE ENFERMEDADES.

Menús hipotóxicos

Veamos algunos ejemplos de menús.

● **En ayunas, media hora antes del desayuno:** Un vaso de zumo natural de (a elegir, una sola variedad por desayuno): naranja, manzana, zanahoria, pera o uva. Se le añade, a cada vaso de zumo, una cucharadita de postre de levadura de cerveza.

DESAYUNO (variando a lo largo de la semana):

a)   Higos con yogur natural y pan integral en rebanadas, bien tostado. Se acompaña de una taza de malta con leche de almendras.

b)   Uvas, granadas, peras, melocotón, mandarinas (una sola variedad) con pasas de uva, requesón casero y dos rebanadas de pan integral tostado (dextrinado).

c)   Piña natural, plátano maduro, manzanas o cerezas (una variedad), con manzanas asadas (al horno) con nata casera y tarta de requesón.

d)   Sopa de copos de avena con dátiles (6 unidades) y dos manzanas.

e)   Pan integral tostado (tres rebanadas grandes) con ajo crudo rallado encima, con un chorrito de aceite de oliva puro. Se acompaña con un zumo natural de manzana y requesón casero.

● **Media hora antes de la comida del mediodía:** Si lo desea puede tomar un vasito de zumo de (todo mezclado): Perejil, apio y manzana.

Este zumo es un excelente mineralizante, diurético y depurativo orgánico. Utilísimo en casos de artritis, ácido úrico o exceso de colesterol.

COMIDA (variar a lo largo de la semana los menús):

A)   *Primer plato:* Patatas asadas con piel.
Segundo plato: Ensalada de escarola, rabanitos y aceitunas sin sal; aliñarlo todo con una pizca de sal, aceite de germen de maíz y un chorrito de zumo de limón.
Postre: Requesón.

B)   *Primer plato:* Soja guisada con zanahoria, cebolla y perejil.
Segundo plato: Ensalada de lechuga, tomate, cebolla y aceitunas.
Aderezar con una pizca de sal marina sin refinar, una cucharadita de aceite de germen de maíz y ajo picadito.
Postre: Yogur casero con coco rallado.

C)   *Primer plato:* Arroz integral con calabaza o calabacín asado.
Segundo plato: Alcachofas al vapor.
Postre: Una manzana cruda bien masticada.

D)   *Primer plato:* Judías verdes salteadas con ajo.
Segundo plato: Ensalada de lechuga, apio y perejil con manzana cruda rallada encima y dos aguacates.
Postre: Requesón con seis nueces.

E)   *Primer plato:* Macarrones integrales con salsa de tomate casera.
Segundo plato: Ensalada de tomate, pimientos y aceitunas. Aliñar con limón, un chorrito de aceite y una pizca de sal.
Postre: Tarta de requesón o un yogur natural.

F)   *Primer plato:* Tortilla de espinacas con berenjenas asadas.
Segundo plato: Ensalada de zanahoria rallada con piel, perejil y apio. Aderezar como en los otros menús.
Postre: Una manzana.

G)   *Primer plato:* Un huevo pasado por agua con dos cebollas asadas.
Segundo plato: Ensalada de remolacha, apio y cebolla en finas rodajas, aderezada como en menús anteriores.
Postre: Natillas caseras.

H)   *Primer plato:* Croquetas de champiñones o de soja.
Segundo plato: Ensalada de lechuga, algas

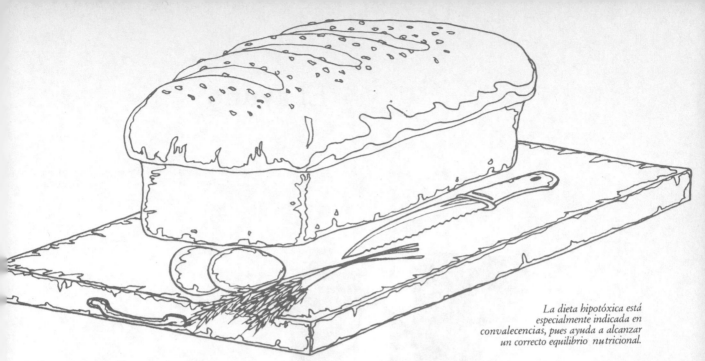

La dieta hipotóxica está especialmente indicada en convalecencias, pues ayuda a alcanzar un correcto equilibrio nutricional.

Wakame e Iziki y cebolla. Aderezar sólo con un chorrito de aceite y limón.

Postre: Requesón.

I)   *Primer plato:* Sopa de cebolla, coliflor, patata menuda, tomate y ajo, con algas NORI.

Segundo plato: Ensalada de manzanas y aguacates. No aderezar.

Postre: Una manzana cruda.

J)   *Primer plato:* Menestra de verduras.

Segundo plato: Ensalada de lechuga, ajo y perejil.

Postre: Tarta de requesón o un trocito de queso fresco.

● *Media hora antes de la cena:*

Un vaso de zumo natural de: lechuga, manzana y un diente de ajo.

CENAS (una sola variedad, alternando):

A)   *Primer plato:* Sopa de cebolla, patata menuda picada, soja y tomate.

Segundo plato: Manzanas asadas con queso fresco.

B)   *Primer plato:* Un vaso de leche de almendras con malta o cascarilla.

Segundo plato: 10 dátiles.

C)   *Primer plato:* Manzanas asadas con nata fresca.

Segundo plato: Un vaso de malta con un poco de leche de vaca.

D)   *Primer plato:* Manzanas, peras y dos kiwis.

Segundo plato: Compota de manzana y ciruela.

CONSEJOS DIETETICOS IMPORTANTES

1.   Coma muy lentamente, masticando bien cada bocado.

Un viejo aforismo oriental dice: «Mastica los líquidos y bebe los sólidos.» Una buena masticación y ensalivación es la base de una digestión correcta y sin molestias. Hay que evitar a toda costa la «taquifagia», es decir, comer de forma rápida y apurada. Por muy buenos alimentos que lleve la dieta, de nada servirían si no los masticamos con paciencia.

2.   Procure beber fuera de las comidas y nada o muy poco durante las mismas. La mejor bebida aconsejable es el agua pura, sin gas ni cloro.

3.   Haga cada comida a una misma hora.

4.   No se siente a la mesa con el sistema nervioso alterado, procure antes efectuar varias respiraciones profundas y relájese un poco.

5.   Levántese siempre de la mesa con un poco de apetito.

6.   Aleje de su mente el odio, la envidia o el resentimiento. El pensamiento debe cultivar imágenes y emociones positivas para que la vida psíquica y física se unan en una armonía perfecta y compatible.

El ayuno

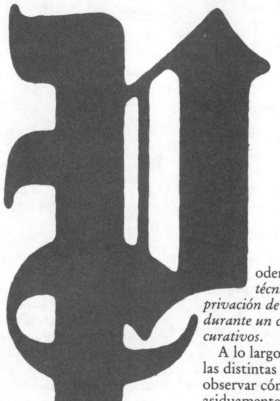

odemos definir el ayuno como la *técnica naturopática consistente en la privación de todo alimento sólido o líquido, durante un cierto período, con fines higiénicos o curativos.*

A lo largo de la historia de la medicina y de las distintas religiones existentes, podemos observar cómo el ayuno es empleado asiduamente como norma básica de purificación física y espiritual. Queda claro que el ayuno solamente admite AGUA PURA, sin gas ni cloro, como único alimento y como única bebida. Las conocidas curas de uvas o de manzanas NO SON AYUNO, están clasificadas como MONODIETAS. Hay quien denomina ayuno a las depuraciones con zumos de frutas o de legumbres; no obstante, como el lector podrá comprobar, EL AYUNO TOTAL NO PUEDE UTILIZAR LÍQUIDOS QUE PROVOQUEN, AUNQUE MÍNIMAS, REACCIONES ORGÁNICAS DE ASIMILACIÓN DIGESTIVA. Los ayunos a base de zumos de frutas o de legumbres los denominamos HIDRODIETAS (o dietas hídricas). Como hemos visto, los *tratamientos básicos de emergencia,* utilizan constantemente el ayuno como

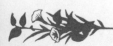

técnica maestra en la regeneración de la salud perdida.

En este libro no vamos a hablar de los ayunos prolongados, pues éstos requieren la supervisión constante de un médico o de un naturópata. Solamente vamos a aclarar algunos puntos básicos que no han sido ampliados, por razones puramente didácticas, en páginas anteriores.

¿Es peligroso el ayuno?

Esta es una pregunta corriente cuando un naturópata prescribe a un paciente ayunar durante un determinado tiempo. Vivimos en una sociedad que ha elevado la comida a una forma de culto dionisiaco, que alcanza su máxima aberración en la Gastronomía. El ser humano no se da cuenta que en las naciones desarrolladas se come TRES veces más, como mínimo, de lo que realmente necesita el organismo para cumplir sus funciones. Una de las causas más comunes de enfermedad es la SOBREALIMENTACION, que provoca recargos y degeneraciones en todo el organismo. Ayunar, por lo tanto, desde un día a una semana, ni va a desencadenar una «anemia galopante», ni va a hacer morir de inanición a nadie. Cierto tipo de molestias, tales como «mal sabor de boca», «ligera debilidad», «exceso de sueño», etc., no deben alarmar a nadie. Siguiendo las instrucciones que damos en este libro, el ayuno, tal como aquí lo indicamos, no puede provocar ningún problema.

¿Qué cantidad de agua se puede beber durante el ayuno?

Podríamos contestar: «la que necesite el paciente». Por regla general, el ayunante debe beber entre litro y medio a cuatro litros de agua al día, según sus recargos patológicos y el estado de sus emuntorios. El agua ayuda a drenar hacia el exterior todas las impurezas y toxinas, favoreciendo la eliminación de cuerpos cetónicos y el intercambio celular. El agua deberá atemperarse un poco en la boca antes de tragarla, y estará exenta de cloro, gas u otras sustancias.

¿Cuándo debe suspenderse un ayuno?

Cuando exista uno o varios de los siguientes síntomas:

1.   Olor a «manzana reineta» en el aliento, con vómitos repetitivos e incoercibles.
2.   Retención grande de líquidos en las extremidades o abdomen (edema y ascitis o anasarca).
3.   Obstrucción intestinal, a pesar de la utilización de enemas y lavativas.
4.   Sopor excesivo que inhibe las demás funciones mentales (puede tratarse de un bloqueo renal o de un estado de uremia).
5.   Tuberculosis muy avanzada.

Sin embargo, en los ayunos cortos es casi improbable que aparezcan estos síntomas.

Las monodietas

Denominamos *monodietas* a la utilización de un solo alimento, con fines higiénico-naturistas, durante un determinado período. Los alimentos que pueden componer una monodieta son muy variados, pero todos deben ser BAJOS EN PURINAS.
Vamos a detallar los más utilizados en la Naturopatía de urgencia.

MONODIETA DE UVAS

La gran cantidad de glucosa que contienen las uvas, hacen de esta monodieta una verdadera delicia para aquellas personas que frecuentemente padecen astenia (cansancio y debilidad) y un exceso de apetito (bulimia). Esta monodieta puede hacerse de uno a siete días, pudiendo comer cada día hasta tres kilos de uvas, repartidas entre seis y ocho comidas.

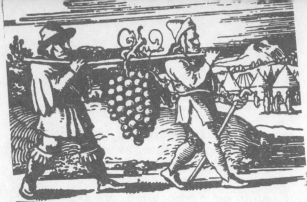

Se comen solas, sin pan. Puede beberse agua FUERA de la ingestión de las uvas. Es muy útil en: intoxicaciones, problemas de la piel (acné, psoriasis, eccemas, etc.), jaquecas, problemas hepato-biliares (hepatopatía crónica, etc.), urticaria, ácido úrico, colesterol, etc. En definitiva, puede ser empleada cuando se desea una CURA DEPURATIVA eficaz, sin pasar hambre ni fatiga física.

MONODIETA DE MANZANAS

Las manzanas son un excelente alimento a incluir en las monodietas por su alto valor higiénico. Por su contenido en potasio, favorecerán el mantenimiento del «tono muscular», alejando la debilidad y la fatiga.

Las personas que padezcan de estreñimiento comerán las manzanas con piel, bien lavadas. Los vagotónicos (de evacuación intestinal «blanda» o diarreica), las comerán sin piel. En todos los casos se masticarán lentamente, pues al mismo tiempo constituyen un dentífrico natural de urgencia. La *monodieta de manzanas* está indicada en: diarreas (comidas sin piel y ralladas), estreñimiento (comidas con piel), problemas dermatológicos, desmineralización, hepatitis crónica y aguda, colitis ulcerosa (en las crisis), jaqueca, bronquitis crónica, estrés, obesidad, entre otros.

MONODIETA DE NARANJAS

Indicada en todos los casos de fiebre, infecciones leves, estreñimiento, fiebres tifoideas, desmineralización, toxemia orgánica, arterioesclerosis, ácido úrico, colesterol, sistema inmunológico insuficiente, menopausia, etc.

Las naranjas dulces son las más aconsejables, gracias a su gran poder alcalinizante y desintoxicante. No deben abusar de esta fruta los enfermos del hígado y de la vesícula biliar.

MONODIETA DE PERAS

Util en todos los procesos patológicos del estómago e intestino (gastritis, úlceras, inflamaciones, etc.).

MONODIETA DE SUERO LACTICO

El suero láctico se obtiene «cortando» la leche fresca con limón, escurriéndola después a través de un colador o paño fino de tela. De esta forma queda separado el suero de la leche de la caseína (sustancia sólida y grumosa). Las curas de suero láctico son muy utilizadas en Francia y Suiza, gozando de gran estima en esos países. Posee múltiples aplicaciones, pudiendo destacar: gastritis, úlcereas gastroduodenales, colitis nerviosa, FALTA DE FLORA BACTERIANA INTESTINAL (sobre todo después de la utilización de antibióticos), colecistitis, venas varicosas, uremia y osteoporosis.

Consejos importantes acerca de las monodietas

En la Naturopatía de urgencia, las monodietas son un valioso auxiliar terapéutico. Sin embargo, si el enfermo no está bajo la supervisión de un médico o de un doctor naturópata, aconsejo no exceder en más de tres días cada dos meses la adaptación de esta técnica.

Puede realizarse sin peligro alguno, constituyendo fuente de salud, UN DÍA POR SEMANA, observando con sorpresa cómo, después de dos o tres semanas, ya no nos atormentará el «hambre canina» ni se sentirá sensación alguna de «debilidad» o ansiedad.

Conocimientos generales de primeros auxilios

El mortal que ayuda a otro debe ser tenido por Dios.
PLINIO

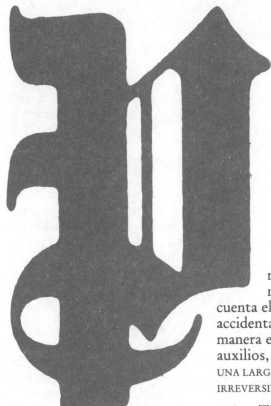

rimeramente vamos a estudiar las normas básicas que debe tener en cuenta el socorrista que presta ayuda a un accidentado. No olvide el lector que de la manera en que sean dados estos primeros auxilios, puede deparar al enfermo LA MUERTE, UNA LARGA CURACIÓN O UNA ENFERMEDAD IRREVERSIBLE.

1. *TRANQUILIDAD PERO RAPIDEZ DE REFLEJOS.* Según sea la actitud nuestra ante el accidentado, le daremos más o menos confianza para su restablecimiento.

2. *HACER RAPIDAMENTE UNA COMPOSICION DE LUGAR.* El socorrista deberá buscar fuentes de peligro (derrumbamientos, hundimientos, explosiones, etc.). De un rápido vistazo evaluará el siniestro y atenderá lo más rápidamente posible a los enfermos más graves.

3. *DEJAR AL HERIDO ACOSTADO SOBRE LA ESPALDA.* Esta es una forma de combatir el estado de *shock*. No obstante, si tiene la cara congestionada o padece

vómitos, se le alzará ligeramente la cabeza, inclinándola hacia un lado, si vomita. (Observar atentamente posibles daños en las vértebras cervicales para evitar lesiones graves.)

4. *MANEJAR AL HERIDO CON MUCHA PRECAUCION.* Nunca cambie de sitio a un accidentado sin cerciorarse de su estado y haberle dado los primeros auxilios.

5. *EXAMEN EXHAUSTIVO DEL HERIDO.* Máxima atención para buscar sangre, quemaduras, pérdida del conocimiento.

Tenga en cuenta que:

a) La HEMORRAGIA y la APNEA (cese de la respiración) DEBEN SER TRATADAS ANTES QUE CUALQUIER OTRA COSA.

b) Un accidentado SIN CONOCIMIENTO (inconsciente) debe, probablemente, haber sufrido un fuerte golpe en la cabeza.

6. *NO HACER NADA MAS QUE LO INDISPENSABLE.* Nada de curas complicadas; por el contrario, en la simplicidad ahorraremos tiempo.

7. *MANTENER AL HERIDO CALIENTE.* Hay que evitar, sin embargo, un exceso de calor. Si hace frío, lo mejor es envolver al herido en una manta.

8. *NO DAR BEBIDA ALGUNA A UNA PERSONA INCONSCIENTE.* Existe un peligro enorme de ahogarla si le suministramos cualquier tipo de líquido, pues probablemente penetraría por la tráquea. Si la víctima conserva el conocimiento y no presenta heridas profundas en el vientre, se le puede dar de beber lentamente y a sorbitos, NUNCA UNA BEBIDA ALCOHÓLICA. En tiempo frío, lo mejor es darle una infusión de manzanilla o té caliente.

9. *TRANQUILIZAR AL ENFERMO.* Hay que procurar levantarle el ánimo, pues todos sabemos que la mente juega un papel preponderante en la recuperación. NO SE LE DEBE DEJAR VER SUS HERIDAS. Lo mejor es alejar su atención a través de una breve conversación o palabras agradables de ánimo.

10. *EVACUACION RAPIDA DEL HERIDO GRAVE.* Antes de trasladarlo de sitio debemos observar el estado de su columna vertebral. Busquemos la ayuda de otras personas para trasladarlo.

Heridas y contusiones

Vamos a distinguir, rápida y brevemente, los distintos tipos de heridas y contusiones que podamos encontrarnos.

Contusión

La contusión es un traumatismo cerrado. Se produce por el choque de diversos instrumentos contra determinadas partes de nuestro organismo. Hay tres tipos de contusiones:

• Contusión de PRIMER GRADO, caracterizada por dolor y el llamado «cardenal».

• Contusión de SEGUNDO GRADO. Es más intensa que la anterior y se forma un hematoma (llamado comúnmente «chichón»).

• Contusión de TERCER GRADO. Es un estado intermedio entre las contusiones y las heridas, pues aunque la piel parece intacta a primera vista, los tejidos interiores están afectados.

Heridas

Son lesiones traumáticas en las cuales la piel se abre hacia los tejidos interiores, dando entrada a gérmenes, que secundariamente pueden producir una infección.

Distinguimos tres tipos de heridas:

• *Punzantes:* producidas por estiletes, agujas, etc.

• *Incisivas:* causadas por instrumentos cortantes y afilados.

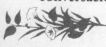

● *Contusas:* son las heridas que tienen los bordes irregulares y magullados.

Si la herida es extensa o va acompañada de *skock*, nos encontramos ante una herida de carácter GRAVE.

Hemorragias

Denominamos hemorragias a la pérdida de sangre más o menos profusamente a través de cualquier herida u orificio natural del cuerpo. Puede ser de varias clases:

● Externa, si va a parar al exterior.

● A una cavidad (tubo digestivo, pulmones...), y de allí sale al exterior.

● A una cavidad (cráneo, pleura, etc.), SIN SALIDA AL EXTERIOR.

Tipos de hemorragia

1. *VENOSA:* La hemorragia venosa es fácilmente distinguible por ser de color rojo-oscuro y salir al exterior «babeando».

2. *ARTERIAL:* Sangre de fuerte color rojo. Su salida al exterior se manifiesta en forma de «chorros» o «borbotones».

Generalmente un adulto puede soportar una pérdida de sangre de medio litro. Por encima de litro y medio aparecen graves signos de «shock» que puede desembocar en la muerte. Una hemorragia superior a los tres litros, desencadena una muerte rápida por colapso.

NORMAS A SEGUIR EN CASO DE HEMORRAGIA

Comprimir las heridas, tal como se indica en las figuras siguientes. Hay que acostar al herido y cortar o romper las ropas que nos dificulten el acceso a las heridas. Una vez

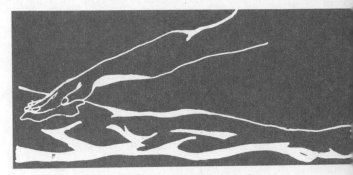

Forma de contener la hemorragia con un apósito.

hecho esto, se comprimirá con un apósito (pañuelo, servilleta, trapo, etc.) la herida. Pasados unos cinco minutos, se atará fuertemente el apósito por medio de vendas.

No hace falta que los pañuelos, servilletas, etc. estén limpios o esterilizados, PUES LA INFECCION EN ESTOS CASOS TIENE UN VALOR SECUNDARIO.

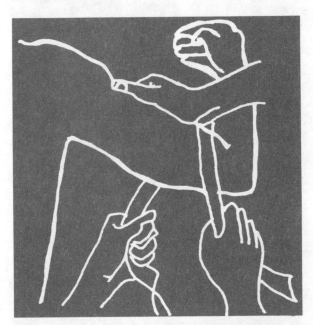

El segundo paso es atar fuertemente el apósito con una venda.

Sin embargo, cuando la herida tiene algún objeto incrustado en ella o no se puede comprimir bien por causas diversas, recurriremos rápidamente a los llamados PUNTOS DE COMPRESION que todo el mundo

debería conocer. Los más importantes son cuatro, que nos servirán en la mayor parte de los casos, no importa dónde se localice la herida hemorrágica.

La localización de dichos puntos es la siguiente:

Cuello: Se localiza al lado de la tráquea y se comprime contra la columna vertebral. De esta forma se está comprimiendo la arteria CARÓTIDA, cuya misión es irrigar de sangre la CABEZA. Se debe recurrir a esta técnica de compresión SOLAMENTE EN CASOS EXTREMOS, pues el herido puede perder el conocimiento.

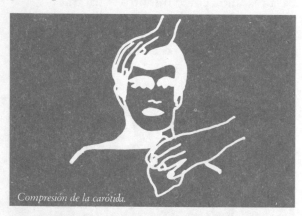

Compresión de la carótida.

Hombro: Se encuentra este punto detrás de la extremidad interna de la clavícula, y por dentro de la primera costilla se comprime la arteria SUBCLAVIA. La compresión debe ser firme, sin titubeos.

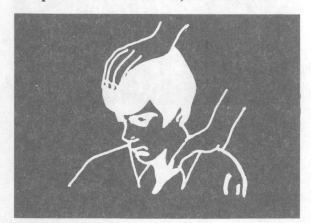

Compresión de la arteria subclavia.

Brazo: Localizado en la parte interna y aproximadamente en la mitad del mismo. De esta forma estamos comprimiendo la arteria HUMERAL.

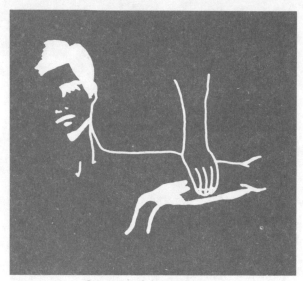

Compresión de la arteria humeral.

Miembros inferiores . El punto está situado hacia la mitad del pliegue de la ingle, por encima del hueso de la pelvis. La arteria comprimida así es la FEMORAL.

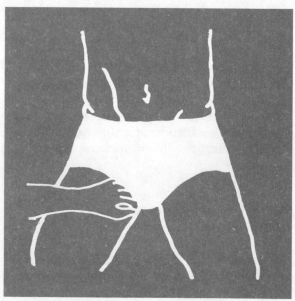

Compresión de la arteria femoral.

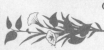

Hemorragias más frecuentes

EPISTAXIS (hemorragia nasal): Es fácil de detener. Las causas pueden ser muy variadas (golpe, hipertensión arterial, etc.). La técnica a seguir es la siguiente:

1. Se comprimirá la fosa nasal que sangre durante tres minutos como mínimo.
2. Se colocará la cabeza del paciente HACIA ADELANTE.
3. Se taponará interiormente la fosa nasal con algodón o gasa, impregnada en una DECOCCIÓN DE COLA DE CABALLO.

OTORRAGIA (hemorragia por un oído): Generalmente es debido a un golpe. No obstante hay que prestar mucha atención a una otorragia, pues el síntoma puede ser debido a una FRACTURA DE CRÁNEO por un TRAUMATISMO CRÁNEO-ENCEFÁLICO (TCE).

Por regla general, se taponará el conducto externo con una bola de algodón impregnada en ESENCIA DE LIMÓN AL 25 %. También pueden aplicarse VAHOS DE COLA DE CABALLO directamente en el oído.

Fracturas

Cuando un hueso se rompe decimos que se ha producido una FRACTURA. Las fracturas pueden ser CERRADAS O ABIERTAS. En el primer caso, la piel permanece intacta, mientras que en el segundo, el hueso puede romper la piel y asomar al exterior.

Formas de reconocer la existencia de una fractura

Los signos principales para reconocerla son:

1. IMPOSIBILIDAD DE MOVER EL MIEMBRO LESIONADO.
2. DOLOR LOCALIZADO A NIVEL DE LA LESIÓN.
3. EL MIEMBRO FRACTURADO SE DEFORMA SI ES COMPARADO CON EL SANO.
4. LA REGIÓN FRACTURADA ADQUIERE UN COLOR AMORATADO O VIOLÁCEO.
5. HAY UNA SENSACIÓN DE «ROCE» ENTRE LOS FRAGMENTOS ROTOS («CREPITACIÓN»).
6. APARECE EL SHOCK.
7. En el caso de FRACTURAS ABIERTAS: HEMORRAGIA O HUESO AL EXTERIOR.

Qué debemos hacer ante una fractura

Hay que tener siempre presente que el pronóstico de la fractura dependerá siempre de la correcta aplicación de los primeros auxilios. La norma más importante a seguir es la INMOVILIZACIÓN DE LA FRACTURA, ESTÉ DONDE ESTÉ EL HERIDO.

Debemos impedir que el paciente se levante, así como su traslado a un centro hospitalario, hasta que haya sido inmovilizada la fractura.

Para la inmovilización provisional de un miembro utilizaremos lo que en medicina se denomina «tutor», que es, en el caso de una fractura en el miembro inferior, el miembro sano, y en los miembros superiores el «tutor» será el tronco del sujeto.

A pesar de todo, en la mayor parte de los casos, se utilizará para la inmovilización la llamada «férula». La férula consiste en una plancha de madera o de metal, con los bordes romos y con una longitud adaptada a la región que deseamos inmovilizar. La férula debe hacer posible la inmovilización de la articulación que se encuentre por debajo y por encima de la fractura. Por ejemplo, en el caso de una fractura de antebrazo, DEBEMOS INMOVILIZAR TAMBIÉN EL CODO Y LA MUÑECA.

La férula debe fijarse con tiras de tela o de vendas. No debe fijarse con demasiada fuerza pues correríamos el peligro de dificultar la circulación del miembro fracturado.

Si una vez colocada la férula el miembro se hincha o se queda frío, DEBERÁ RETIRARSE Y COLOCARLA DE NUEVO, CON MUCHO CUIDADO, SUJETÁNDOLA CON LAS TIRAS MUCHO MENOS APRETADAS.

FRACTURA DEL BRAZO

Se coloca una férula en la parte interna y otra en la parte externa, entre la axila y el codo. El brazo se sostendrá con un vendaje que se ata al nivel del cuello.

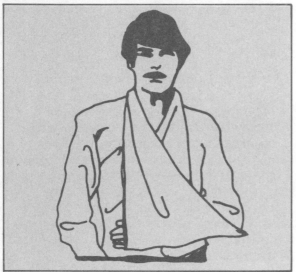

Forma de colocar el vendaje de apoyo.

FRACTURA DEL ANTEBRAZO

Se coloca la férula por la parte interna del codo hasta los dedos, y otra por la parte externa, tal como se indica en la figura.

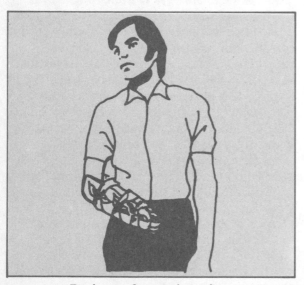

Férula para fractura de antebrazo

FRACTURAS DE LA PIERNA, DE LA RODILLA Y DEL TOBILLO

Se colocarán dos férulas, en parte interna y externa del miembro, desde la pelvis hasta el pie, manteniendo el pie en ángulo recto a través de una venda.

FRACTURAS DE LA PELVIS O DE LA CADERA

Una férula irá desde la axila hasta el pie en su parte externa y otra desde la ingle hasta el tobillo en su parte interna, según lo indicado en la figura siguiente.

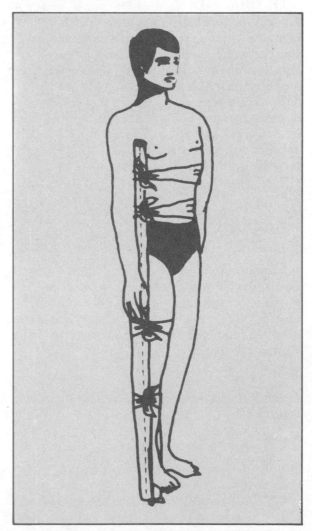

Doble férula para las fracturas de pelvis o cadera.

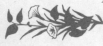

Fracturas que no requieren el uso de férulas

Fractura del maxilar inferior

Se colocará un pañuelo, pañoleta o venda por debajo de la mandíbula, anudándolo en la cabeza, con el fin de que las mandíbulas queden apretadas y cerradas.

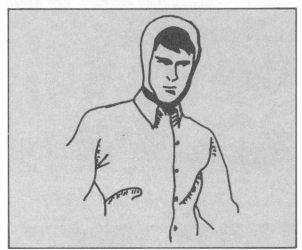

Fractura de la mandíbula inferior.

Fractura de clavícula

Se coloca un trapo debajo de la axila o se evacuará al enfermo colocándole un bastón o palo según indica la figura siguiente. Esta es la posición correcta para su traslado.

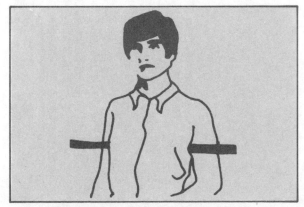

Forma de colocar el palo o bastón.

Fractura de las costillas

Se venda sobre la región fracturada, anudando las vendas en la zona sana. No debe efectuarse el vendaje de las costillas si no hay confirmación a través de una radiografía y mucho menos si el accidentado es un anciano.

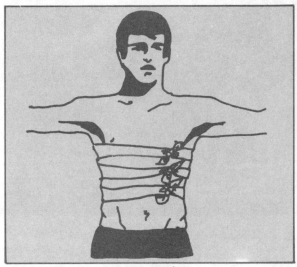

Vendaje y nudos.

Fractura de la columna vertebral

Dada la peligrosidad de esta fractura, únicamente daremos aquí una serie de consejos útiles:

a)   No sentar al accidentado.
b)   No efectuar ninguna maniobra que suponga una flexión de la espalda.
c)   Hacer que permanezca acostado sobre un plano duro con la cabeza ladeada.
d)   La cabeza, el tronco y las piernas estarán en línea recta.
e)   Esperar, EN EL SITIO DEL ACCIDENTE, la ayuda médica necesaria para su traslado.

Fractura del cráneo

Si el herido está pálido, lo acostaremos con la cabeza baja. Sin embargo, si presenta en el rostro un color rojo o violáceo, mantendremos la cabeza del herido algo elevada.

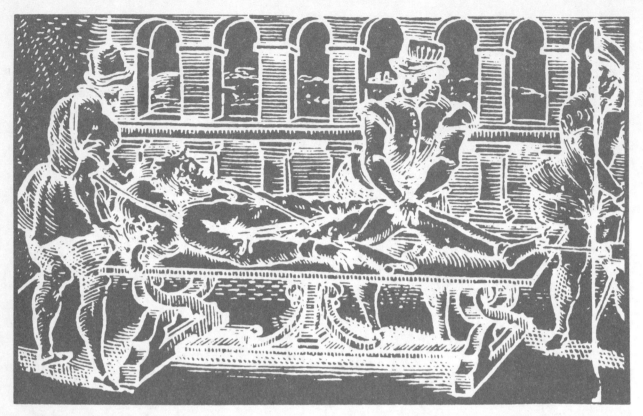

Mediante presión manual y tracción con una cuerda, solución de una fractura de muslo. Debajo, instrumental de Ambrosio Paré (n. 1509) para la colocación de huesos fracturados. Paré fue barbero en sus años jóvenes y llegó a ser médico de cabecera de Enrique II de Francia.

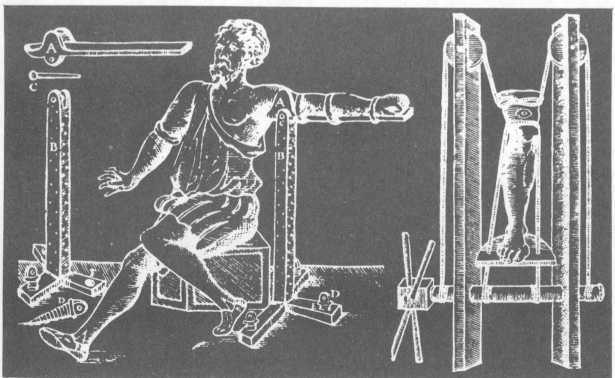

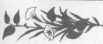

Fórmula magistral naturopática para utilizar en fracturas

Esta es una fórmula probada en multitud de fracturas por renombrados naturópatas de todo el mundo. Lo introdujo en España el Dr. naturópata Eugenio Chacón. Se ha comprobado que acorta el período de recuperación EN CASI LA MITAD DEL TIEMPO. De igual modo, esta fórmula es eficaz en úlceras internas, provocando un rápido efecto cicatrizante. Carece de toxicidad y de efectos secundarios o incompatibilidades.

Para fabricarla se necesita:

• Dos litros de agua destilada (en farmacias).

• 125 g de fosfato de sodio (en farmacias).

• 250 g de raíz troceada de CONSUELDA (en herboristerías).

Preparación

En los dos litros de agua destilada se disuelve el fosfato de sodio, para ello se removerá bien hasta que quede bien disuelto. Después se añaden los 250 g de raíz troceada de consuelda y se deja todo junto en reposo durante CUATRO HORAS, removiendo el preparado de vez en cuando. Después, se pone a hervir lentamente durante 10 minutos. Por último, se filtra a través de un colador fino y se trasvasa el líquido resultante a unas botellas o vasijas de boca ancha y cierre de rosca. Este preparado fitoterapéutico debe mantenerse en un sitio oscuro y fresco (una alacena, por ejemplo).

La dosis será la siguiente:

Una cucharadita de postre disuelta en dos dedos de agua destilada tibia cuatro veces al día, mejor con el estómago vacío.

Aparte de las cualidades antes mencionadas, esta fórmula de consuelda es muy eficaz en:

Tos, laringitis, amigdalitis, roturas de ligamentos, diarrea infantil, hemorragias pulmonares, magulladuras, torceduras, úlceras de estómago, osteoporosis y tuberculosis pulmonar.

En el caso particular de la tuberculosis pulmonar, se le añadirá a cada medio litro de esta fórmula, una vez hecha, una cucharada sopera de jugo de ajos frescos, removiendo bien para mezclarlo todo.

La dosis indicada en este caso será: una cucharadita de té cada cuatro horas, tomada mejor directamente, sin diluir en agua.

La respiración artificial

En caso de axfisia por inmersión, inhalación de tóxicos, etc., es imprescindible, y de máxima urgencia, practicar en el enfermo la respiración artificial. Recuerde el lector que la vida o la muerte de un accidentado con asfixia ES CUESTIÓN DE SEGUNDOS.

Comenzaremos por describir uno de los métodos más utilizados.

EL METODO DE NIELSEN

Consta de cuatro tiempos:

• **Primer tiempo.** Colocar al asfixiado en decúbito prono (boca abajo) con los brazos doblados a nivel de los codos y una mano encima de la otra. La cabeza se vuelve hacia un lado de forma que la mejilla descanse sobre la mano superior. El encargado de efectuar la respiración artificial coloca una rodilla en el suelo, al nivel de la cabeza del enfermo, mientras que el pie de la otra pierna se pone a la altura del codo opuesto. Acto seguido se colocan las manos sobre la espalda del sujeto,

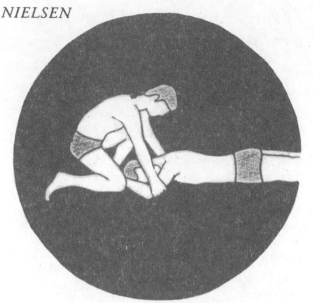

Primer tiempo.

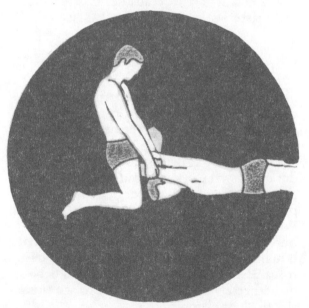

Segundo tiempo.

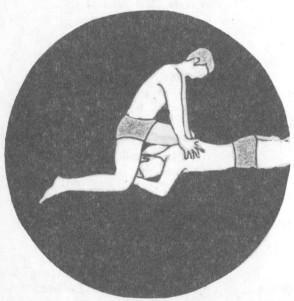

Tercer tiempo.

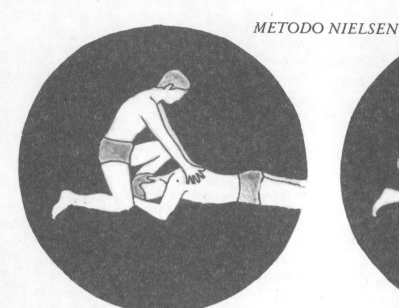

Cuarto tiempo.

totalmente abiertas, haciendo coincidir ambos pulgares.

• **Segundo tiempo.** El socorrista se inclinará hacia adelante, haciendo que su peso caiga sobre la espalda del accidentado, con lo cual el sujeto efectuará una espiración por la compresión del tórax.

• **Tercer tiempo.** El socorrista se inclina hacia atrás y desliza al mismo tiempo sus manos por los brazos del asfixiado, tirando al mismo tiempo de ellos hacia arriba y hacia él, hasta que sienta resistencia en los hombros del accidentado. Así lograremos que el tórax se dilate (tiempo inspiratorio).

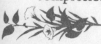

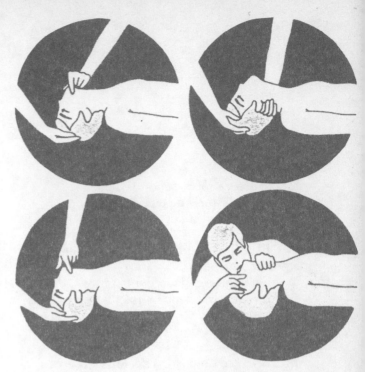

• **Cuarto tiempo.** Para finalizar, se deja que los brazos vuelvan a la posición inicial (ver figuras pág. anterior).

Nota sobre el método Nielsen

• Los movimientos deben repetirse unas 12 veces por minuto.

• Una vez que hemos iniciado la respiración artificial, ésta debe mantenerse hasta la recuperación del paciente, incluso en ocasiones puede mantenerse durante varias horas.

La respiración boca a boca

De todos los métodos conocidos, el «boca a boca» quizá sea el más eficaz. Para realizar esta técnica satisfactoriamente, debemos:

1. En caso de humo, sacar a la víctima al aire libre y colocarla boca arriba. El socorrista, con sus dedos, sacará de la boca del accidentado cualquier sustancia extraña que pudiera haber en ella (tierra, dentadura postiza, etc.).

2. Colocaremos una mano en la nuca del asfixiado y levantaremos el cuello con ella, sosteniéndole la frente con la otra mano y llevándole la cabeza hacia atrás todo lo que podamos.

3. Después tiraremos de la barbilla hacia arriba, para que la cabeza queda totalmente inclinada hacia atrás.

4. Se colocará una gasa o pañuelo sobre la boca de la víctima que previamente se habrá agujerado.

5. El socorrista colocará, acto seguido, su boca bien apretada contra la del enfermo, tapándole la nariz y soplando con la fuerza necesaria para lograr que el pecho se levante. En el caso de un niño pequeño SOPLAREMOS A LA VEZ SOBRE SU BOCA Y LA NARIZ.

6. El socorrista retirará la boca y escuchará para sentir el soplo del aire respirado. Si el aire no circula bien, procederemos a revisar la posición de la cabeza y mandíbula del accidentado, pues si la lengua obstruye la garganta, el aire no pasará normalmente.

7. En caso de inmersión en el agua, antes de practicar el «boca a boca» facilitaremos la salida del agua, acostándolo de lado.

8. El «boca a boca» se reanuda soplando enérgicamente, con intervalos de cinco segundos en los adultos y de tres segundos en los niños. En caso de niños, soplar más suavemente.

9. NO SUSPENDER ESTA TÉCNICA HASTA QUE EL ACCIDENTADO COMIENCE A RESPIRAR POR SÍ SOLO, AUNQUE SE TARDEN VARIAS HORAS.

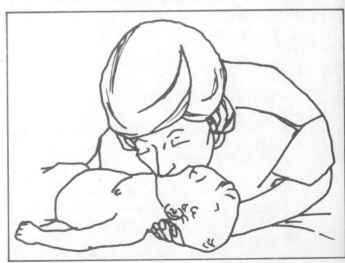

El «boca a boca» a los bebés requiere un cuidado especial.

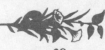

El estado de shock

El cuadro de *shock* (choque), puede presentarse después de cualquier lesión grave. Los síntomas de este estado son los siguientes:

1. El accidentado se vuelve somnoliento, inerte e insensible.
2. Está como aislado del exterior.
3. La cara, las manos y los pies están fríos, de color pálido.
4. El pulso es muy débil y rápido.
5. La respiración es muy superficial.
6. Aparece un cuadro de «oliguria» (disminución de la cantidad de orina).

Tratamiento del estado de *shock*

Todo herido grave ES SIEMPRE UN «CHOCADO» (atención a los síntomas antes descritos).
Ante ellos debemos proceder así:

a) Se hará desaparecer la causa del *shock* (entablillar una fractura para reducir el dolor, parar una hemorragia, etc.).

b) Colocar al accidentado tendido en el suelo, con la cabeza más baja que los pies. En el caso de que el herido presente lesión en la cabeza, tórax o vientre, elevaremos también los hombros.

c) Desabrocharemos su ropa para evitar presiones.

d) NO DEJAR QUE EL ACCIDENTADDO VEA SU HERIDA O LESIÓN.

e) LO TAPAREMOS CON UNA MANTA PARA ABRIGARLO.

f) Si no ha perdido el conocimiento y no tiene ninguna herida en el viente, le daremos a beber una mezcla hecha a base de:

• Un litro de agua con una cucharadita de sal marina sin refinar, media cucharadita de bicarbonato sódico y una cucharada sopera de vinagre de sidra.

g) Procurar su rápido traslado a un centro de vigilancia u hospital.

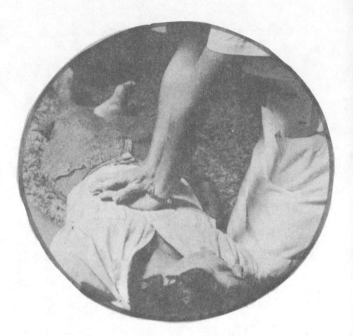

El masaje cardiaco

Se aplicará esta técnica SIEMPRE QUE EL CORAZÓN DEJE DE LATIR. La ejecución es muy sencilla. Primeramente, colocaremos al sujeto sobre una superficie dura y lisa. Nos colocamos a continuación por encima del accidentado poniendo el «talón» de la palma de una mano sobre el esternón del sujeto y la otra mano sobre la primera. Con ambas manos comprimiremos el tórax unos tres o cuatro centímetros, haciendo que el corazón expulse la sangre acumulada. Al final de cada movimiento, sacamos un momento las manos para permitir que la caja torácica vuelva a su posición inicial.

Repetiremos esta maniobra con un ritmo de unas SESENTA VECES POR MINUTO.

Este método hay que aplicarlo entre un minuto y una hora aproximadamente, hasta conseguir que el corazón vuelva a latir por sí solo.

A veces es necesario simultanear esta técnica con el método de respiración artificial «boca a boca».

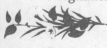

Los principales accidentes domésticos

Los hombres son más sensibles al dolor que a los placeres.
TITO LIVIO

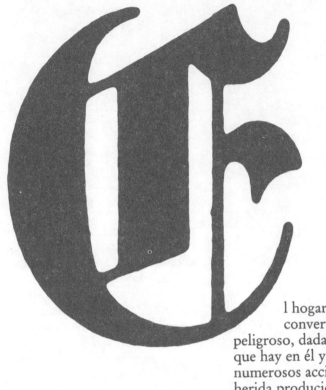

l hogar, refugio cotidiano, puede convertirse en ocasiones en un lugar peligroso, dada la gran cantidad de objetos que hay en él y que pueden ser la causa de numerosos accidentes, que van desde una leve herida producida por unas tijeras, hasta una grave quemadura con aceite hirviendo en la cocina. En este capítulo queremos prevenirlos a través de unas sencillas normas de atención, nunca poco repetidas. También incluiremos los principales remedios naturales que pueden llevar a cabo ante los principales accidentes que pueden desencadenarse en su hogar.

Normas básicas de precaución

- NO PONGA NINGUNA MEDICINA O PRODUCTO TÓXICO (LEJÍA, DETERGENTES...) AL ALCANCE DE LOS NIÑOS.
- GUARDE EN UN LUGAR SEGURO LOS OBJETOS CORTANTES (TIJERAS, CUCHILLOS...).
- IDENTIFIQUE, A TRAVÉS DE UNA ETIQUETA BIEN VISIBLE, LOS PRODUCTOS TÓXICOS MANTENIDOS EN BOTELLAS CORRIENTES.

- CIERRE LA LLAVE DEL GAS CADA VEZ QUE SALGA DE LA COCINA, SOBRE TODO SI TIENE EN SU CASA NIÑOS PEQUEÑOS.
- COLOQUE «TAPA-ENCHUFES» EN TODOS LOS ENCHUFES DE LA CASA. LOS PUEDE ADQUIRIR FÁCILMENTE EN FERRETERÍAS.
- REVISE PERIÓDICAMENTE EL ESTADO DE LA GOMA DEL GAS, LOS ELECTRODOMÉSTICOS Y LAS CAÑERÍAS.
- ANTE LA APARICIÓN DE UNA ENFERMEDAD CONTAGIOSA EN UN MIEMBRO DE LA FAMILIA, PROCURE EVITAR EL CONTAGIO MANTENIÉNDOLO AISLADO.
- NO LE OFREZCA NUNCA A NIÑOS PEQUEÑOS MONEDAS U OTROS OBJETOS DE REDUCIDAS DIMENSIONES.
- COLOQUE EN UN LUGAR VISIBLE EL NÚMERO DE TELÉFONO DE AMBULANCIAS, HOSPITALES, BOMBEROS Y POLICÍA.
- PROCURE NO USAR EN SU HOGAR BRASEROS O ESTUFAS DE LEÑA.
- POR ÚLTIMO, TENGA A MANO, YA PREPARADOS, LOS PRINCIPALES REMEDIOS QUE IREMOS DESCRIBIENDO.

Vamos ahora a enumerar los accidentes más comunes con que nos podemos encontrar en nuestros domicilios, con el correspondiente consejo y tratamiento natural.

QUEMADURAS

No importa que sean causadas por fuego o por alguna sustancia líquida hirviendo (agua, aceite, etc.). He aquí lo que se debe hacer:

Cataplasma de zanahoria: Se rallan varias zanahorias crudas, con su piel, bien lavadas, y se aplican directamente en la quemadura, sujetándolas con una gasa estéril. Se renueva la cataplasma cada hora.

Vinagre de rosas: Debemos preparar este remedio con antelación y mantenerlo en una alacena para casos de emergencia.

Se pone a hervir medio litro de vinagre puro de vino y se vierte, una vez haya hervido tres minutos, en una botella que contiene un puñado de pétalos frescos de rosas. Se tapa bien la botella y se expone al sol (en un balcón, una ventana, terraza, etc.) durante 15 días. Finalmente se filtra y se traspasa a otra botella, opaca. De esta forma tenemos una eficaz fórmula para aplicar en las quemaduras, tres o cinco veces al día.

Fórmula especial n.° III: En el apéndice, al final de este tomo, se encontrará la forma de fabricar una poderosa fórmula fitoterapéutica para aplicar en caso de quemaduras.

PICADURA DE AVISPAS

En el verano, un insecto de estas características nos puede jugar una mala pasada clavando su aguijón mientras dormimos o tomamos la siesta apaciblemente ante una ventana o en la terraza.

Para ello debemos:

Quitar con mucho cuidado el aguijón con un alfiler o unas pinzas, previamente esterilizadas a la llama de una cerilla.

Extráigalo sin comprimirlo, para que no suelte su líquido ponzoñoso y aumente de esta forma el dolor. Después, parta una cebolla por la mitad y frote con ella la zona herida. Un paño empapado en agua fría y aplicado sobre la picadura calma el dolor y baja la inflamación.

PICADURAS DE OTROS INSECTOS

Por regla general, puede utilizarse:
- Cataplasma de hojas trituradas de perejil fresco.
- Frotar la picadura con puerro, ajo u hojas de col verde.

Si hay inflamación, se puede colocar encima una compresa de agua helada.

Además para prevenir, coloque en las ventanas de su casa hojas de tomate, pues tienen la propiedad de alejar a las avispas y mosquitos.

MORDEDURA DE PERROS

El mejor amigo del hombre puede a veces perder la calma y alcanzar con sus dientes una parte cualquiera del cuerpo. Ante esta eventualidad, debemos:

a) Lavar la zona mordida con agua.
b) Empape la herida con zumo de limón recién exprimido.
d) Si el perro es desconocido, procure atraparlo y llevarlo a un centro especializado para determinar si padece rabia.
d) En todo caso sígase los consejos del *Tratamiento de urgencia n.° 1.*

CONTUSIONES Y DISLOCACIONES

● Cataplasmas de hojas de lechuga fresca.
● Compresas de agua fría (del grifo) renovadas cada quince minutos.
● Infusión de hisopo: Verter un litro de agua hirviendo encima de 100 gramos de sumidades floridas u hojas de hisopo. Cuando el líquido esté templado se filtra y se utiliza en compresas sobre la zona afectada, renovando cada media hora.

TORCEDURAS

Ponga en reposo inmediatamente la zona afectada y aplique sobre ella compresas de agua fría, renovadas cada quince minutos. Al cabo de tres horas, se aplica una cataplasma de arcilla durante dos horas.
● Siga las indicaciones del *Tratamiento de urgencia n.° 2.*

DOLORES MUSCULARES

Un cambio de muebles en casa, una larga jornada de trabajo, etc., pueden desencadenar un dolor muscular (mialgia) incómodo. Pruebe este remedio eficacísimo (déjelo preparado en su *botiquín naturopático*):

● Ponga en maceración, durante 15 días, 70 g de flores frescas de espliego en medio litro de alcohol de 90°. Después se filtra y se aplican suaves masajes en los músculos agarrotados y doloridos.

FRACTURAS

Ante una fractura hay que actuar rápidamente. Atención a los consejos de:
— Conocimientos generales de primeros auxilios, apartado *Fracturas* (pág. 33).
— *Tratamiento de urgencia n.° 2.*

HERIDAS

A pesar del dolor, hay que desinfectarla bien, para ello procederá así:
● Lávela con abundante agua debajo del grifo y aplique:

a) Vinagre de ajo: machaque treinta dientes de ajo pelados en un mortero de madera y póngalos en un recipiente que pueda cerrarse herméticamente. Añádale encima un litro de vinagre de vino puro y déjelo en maceración, bien cerrado, durante cinco horas. Finalmente, fíltrelo bien a través de un colador de tela, EXPRIMIÉNDOLO BIEN. Aplique una gasa con este preparado, cambiándola dos veces al día.
b) Vinagre de hierbas: ponga en maceración, durante diez días, en alcohol de 90°: 20 g de espliego, tomillo, romero, salvia, menta, melisa, mejorana y ajenjo. Después se le añade 200 g de vinagre puro de vino y se deja macerar la mezcla tres días más. Por último, se filtra, exprimiendo bien la mezcla, y se guarda en un frasco de cierre hermético. Se aplica sobre la herida, cubriendo con una gasa, renovándola dos veces al día.

LLAGAS

Para las llagas, nada mejor que las HOJAS DE LLANTÉN FRESCAS, machacadas, directamente

sobre la llaga. Se cubre con un ligero vendaje y se repite la operación tres o cuatro veces al día.

HEMORRAGIAS

En el capítulo anterior hemos dado instrucciones para tratar eficazmente una hemorragia. Aquí vamos a indicar lo que debe darle a tomar al accidentado para frenar la hemorragia:

Infusión: Prepare una infusión de MILENRAMA y empape unos algodones que introducirá en cada fosa nasal EN CASO DE EPISTAXIS (hemorragia por la nariz).

Decocción: Hierva en medio litro de agua y durante veinte minutos, 40 gramos de tallos secos de COLA DE CABALLO (Equisetum). Finalmente, fíltrela y haga tomar una taza de esta infusión al enfermo al principio de la hemorragia (no importa en dónde esté localizada). Después continuará administrándole una CUCHARADA SOPERA CADA HORA de este preparado. En caso de una hemorragia muy grande, aumentará la cantidad de COLA DE CABALLO a 100 gramos.

TORTICOLIS

Ponga dos o tres guindillas desmenuzadas en medio litro de vino de alta graduación. Déjelo todo en maceración durante dos semanas. Fíltrelo y úselo, frotando con esta maceración las partes doloridas. Cubra finalmente la zona dolorida con un paño de lana.

FARINGITIS-RONQUERA-AMIGDALITIS

Una fiesta casera, una velada en la terraza o el jardín y al día siguiente... la garganta se resiente del sobreesfuerzo. Para ello, nada mejor que:

Decocción de malva: 30 g de hojas secas por litro de agua. Hervir a fuego lento durante 20 minutos y hacer gárgaras varias veces al día.

SABAÑONES

Con la llegada del tiempo frío y con la calefacción de las casas, los sabañones dan la bienvenida a muchos dolidos ciudadanos cada año. Uno de los mejores remedios naturales para curar de raíz los sabañones nos lo indica el Dr. Jean Valnet:

Ponga un litro de agua a hervir durante una hora con 250 gramos de tallos o raíz de apio. Se utiliza para baños en la zona afectada (pies o manos), con una duración de 10 minutos, lo más caliente posible, tres veces al día.

Después de cada baño, secar y proteger del frío y del aire.

INFLAMACION DE LOS OJOS

Después de un día de trabajo en la oficina o en casa, los ojos se enrojecen y los párpados se inflaman ligeramente, sobre todo si la luz es insuficiente. Para desinflamar y descansar los ojos y párpados fatigados, nada mejor que preparar un cocimiento de EUFRASIA (1 cucharada sopera colmada, por medio litro de agua). Dejar hervir 10 minutos y filtrar. Al final, se le añaden 10 gotas de zumo de limón recién exprimido. Se lavan los ojos por la noche, antes de acostarse. Por la mañana habrá desaparecido el malestar.

CALLOS Y DUREZAS

¡Cuántas amas de casa padecen este mal! De Andalucía nos viene la siguiente fórmula, que ha obrado maravillas y aliviado muchos sufrimientos de pies:

Ponga en maceración en vinagre, durante 24 horas UNA HOJA DE PUERRO. Aplicarlo por las noches y raspar tras su reblandecimiento. Se repite la operación dos o tres días seguidos hasta terminar con el problema.

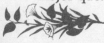

Envenenamientos e intoxicaciones

Terapia de urgencia con remedios caseros

Mientras más conozco los medicamentos, menos creo en ellos.
Dr. HUCHARD

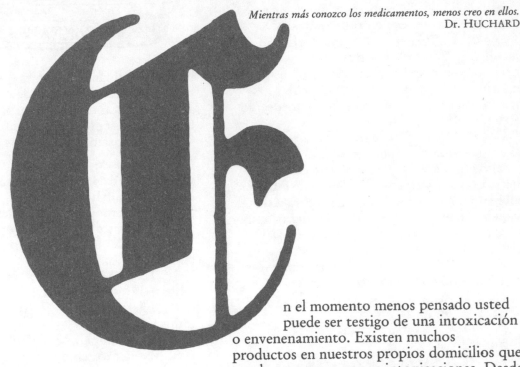

En el momento menos pensado usted puede ser testigo de una intoxicación o envenenamiento. Existen muchos productos en nuestros propios domicilios que pueden provocar graves intoxicaciones. Desde el detergente a la lejía, pasando por medicamentos o narcóticos. Sin embargo, no siempre se sabe la causa exacta del envenenamiento; para ello, y dada la urgencia que el caso requiere, se hará lo siguiente:

1. Haremos ingerir al enfermo grandes cantidades de agua caliente con carbón pulverizado, brasas tamizadas y trituradas o agua jabonosa.

2. Después de los lavados de estómago, debe administrarse al enfermo jugos de frutas dulces rebajados con agua, leche o agua con miel, ya que el tubo digestivo estará muy irritado e inflamado.

3. El accidentado deberá guardar reposo absoluto.

Vamos a dar a continuación una lista de los envenenamientos más corrientes, así como los antídotos de urgencia más usados y de mayor eficacia.

Envenenamientos frecuentes

a) *SUSTANCIAS ALCALINAS* (lejía, sosa, amoníaco, etc.): Administraremos al enfermo vinagre, leche, clara de huevo o zumo de limón. Se tomarán algunos de estos remedios MEZCLADOS CON AGUA TEMPLADA.

b) *NARCOTICOS* (opio, morfina, alcohol...): Se le administrará CAFÉ BIEN CARGADO, en pequeñas cantidades y dosis continuas, al mismo tiempo que se le fricciona el cuerpo con un paño humedecido en agua fría.

c) *PLOMO:* Se le dará a beber AGUA DE CAL, mezclada con agua templada.

d) *FOSFORO:* Tomará clara de huevo, harina o pan. Debe tomar alguno de estos alimentos en grandes cantidades para aislar el veneno en el estómago. NUNCA DARLE DE BEBER LÍQUIDOS QUE CONTENGAN ALCOHOL O ALGUNA MATERIA GRASA.

e) *COBRE* (cuando se toman alimentos que han sido cocinados en recipientes de cobre): Tomará clara de huevo, leche, miel o azúcar. Todo mezclado con agua.

f) *IODO:* Comerá harina de trigo en forma de pasta CRUDA.

g) *ACIDO OXALICO:* Beberá CAL DILUIDA EN AGUA.

h) *ESTRICNINA:* Le daremos a comer MANZANA MACHACADA en grandes cantidades.

i) *ARSENICO:* Se le dará a beber LECHE MUY CALIENTE.

j) *SUSTANCIAS ACIDAS* (ácido sulfúrico, nítrico, clorhídrico, etc.): Bicarbonato sódico, clara de huevo o leche. Se mezcla alguna de esta sustancias con agua templada y aceite crudo.

Intoxicación por alimentos

Los alimentos en mal estado (carnes, mariscos, conservas...) pueden introducir en el organismo diversos microorganismos que producen síntomas y afecciones como fiebre alta, vómitos (primero alimenticios y después biliosos). Estos síntomas pueden aparecer entre doce y treinta y seis horas después de la

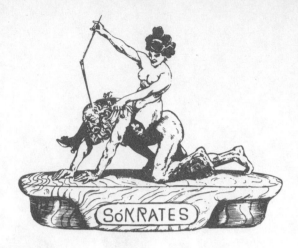

ingestión del alimento en mal estado. Las complicaciones por culpa de una intoxicación alimenticia son múltiples: hepatopatía crónica, gastroenteritis crónica, etc.

Como consejos preventivos sugiero:

1. Lave METICULOSAMENTE, sobre todo EN EL VERANO, las frutas, verduras, hortalizas y legumbres que haya adquirido. Para ello las pondrá en remojo en agua ARCILLOSA, enjuagándolas después con agua clara.

2. Utilice sin demora TODO PRODUCTO DESCONGELADO.

3. La carne picada DEBE SER CONSUMIDA ANTES DE DOS HORAS.

4. Fíjese bien en la fecha de CADUCIDAD de todos y envases.

5. Exija limpieza e higiene en los establecimientos en donde adquiere normalmente sus productos alimenticios. Desconfíe de las mesas sucias, del serrín en el suelo, de las uñas sucias, de los expositores de alimentos que no están cubiertos hacia el público, etc.

6. No guarde las conservas una vez abiertas.

7. Jamás ponga a ENFRIAR UN PLATO TIBIO en el frigorífico.

8. No almacenar los alimentos, salvo que posea una nevera adecuada.

9. Mucho cuidado con el marisco que se come crudo (ostras, etc.). DESCONFÍE DE LOS OLORES RAROS.

10. Mantenga una limpieza e higiene absoluta en la cocina.

Tratamientos curativos

Siga todos los pasos indicados en el epígrafe *Tratamientos de urgencia n.° 1.*

La enfermedad aguda: Sus cuidados

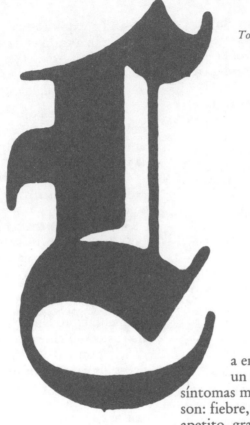

Toda enfermedad es curable, pero no todo enfermo.
Luis KUHNE

a enfermedad aguda se caracteriza por un estado de exaltación orgánica. Los síntomas más característicos de este estado son: fiebre, sed, pulso acelerado, pérdida del apetito, gran abatimiento...

No importa el nombre de la enfermead, pues ante todo debemos obrar con mucha calma y tranquilidad. Recuerde que la enfermedad agua no es más que EL ESFUERZO QUE HACE EL ORGANISMO PARA VOLVER AL ESTADDO DE SALUD, ELIMINANDO AQUELLO QUE LE ES TÓXICO. Lo que debemos hacer es facilitar a la fuerza vital (*Vis Medicatrix*) su labor, eliminando «obstáculos» de su camino. Como nos indica el Dr. Eduardo Alfonso, debemos preocuparnos nada más que de tres cosas:

1. La alimentación del enfermo.
2. Las eliminaciones a través de los emuntorios.
3. Los estímulos complementarios.

Resumiento, hay que observar lo que ENTRA EN EL ORGANISMO (alimentación), lo que SALE DE ÉL (excreciones a través de los emuntorios) y LO QUE ACTÚA SOBRE ÉL (elementos físicos externos).

La alimentación del enfermo febril

La alimentación del enfermo con fiebre debe ser LÍQUIDA, NO CONCENTRADA Y EXENTA DE PRINCIPIOS NITROGENADOS. LOS HIDRATOS DE CARBONO son los alimentos que mejor digieren los enfermos febriles.

Lo más indicado será, después del ayuno que ya hemos explicado en capítulos anteriores, administrar al enfermo ZUMOS DE FRUTAS FRESCAS Y JUGOSAS (naranja, uvas, limón, sandía, granada, etc.), agua pura, los CALDOS NO CONCENTRADOS DE HORTALIZAS, etc. Después de pasada la primera crisis, iremos instaurando poco a poco el régimen hipotóxico.

Las eliminaciones emuntoriales

Todos los venenos del cuerpo y demás humores «morboseantes» (indol, fenol, indicán, cuerpos cetónicos, amoniaco, mucosidades, etc.) van saliendo poco a poco a través de los EMUNTORIOS en una verdadera y maravillosa LABOR DE LIMPIEZA ORGÁNICA. Las FÍSTULAS, ULCERAS, fisuras, etc., que pueden aparecer en la piel, SON VÍAS DE ACCESO AL EXTERIOR DE LAS SUSTANCIAS ORGÁNICAS QUE PROVOCAN TOXEMIA. Según la capacidad vital del individuo SE VIGILARÁ EL ESTADO DE LOS EMUNTORIOS, para, en caso de OBSTRUCCIÓN de alguno de ellos, ACTIVARLOS MUY SUAVEMENTE con PAQUETES HIDROTERAPÉUTICOS O CATAPLASMAS DE BARRO. Hay que vigilar con suma atención LAS EVACUACIONES INTESTINALES Y LA DIURESIS del enfermo.

Los estímulos complementarios

El AIRE PURO, día y noche, en la habitación del enfermo ES EL PRIMER ALIMENTO Y LA PRIMERA MEDICINA.

Los demás estímulos físicos que utiliza la *naturopatía de urgencia* (la hidroterapia, masaje, compresas, etc.) ya los hemos descrito en los capítulos precedentes.

Habiendo estudiado este breve resumen de la vigilancia en la enfermedad aguda, vamos a pasar al siguiente tema.

CUIDADO DEL ENFERMO AGUDO

Ya he explicado que estas normas se aplicarán a todo enfermo agudo AUNQUE NO CONOZCAMOS TODAVÍA EL ORIGEN Y LA IDENTIFICACIÓN DE SU ENFERMEDAD. Los pasos a seguir son los siguientes:

1. AIRE PURO, día y noche, en la habitación del enfermo. Debemos mantener una ventana abierta ligeramente, abrigando al enfermo en la cama.

2. CAMBIO DE ROPAS de la cama y del enfermo DIARIAMENTE, Y MÁS VECES AL DÍA SI SUDA MUCHO.

3. AIREACIÓN DEL COLCHÓN CADA TRES DÍAS, CUBRIÉNDOLO CON UN PLÁSTICO PARA EVITAR QUE EL SUDOR Y DEMÁS SUSTANCIAS PATOLÓGICAS LLEGUEN A SU INTERIOR, PUDIENDO PROVOCAR REINFECCIONES Y RECAÍDAS.

4. CONTROL de los TRES PASOS INDICADOS (alimentación, eliminaciones y estímulos físicos complementarios).

5. Control de la TEMPERATURA, dos o tres veces al día, así como CONTROL DEL PULSO RADIAL.

6. COMPRESA O FAJA DERIVATIVA O PAQUETE CORTO O LARGO SEGÚN LA FIEBRE.

7. FRICCIONES DE LOS PIES, SI ESTÁN FRÍOS, O CALENTARLOS CON UNA BOLSA DE AGUA CALIENTE.

8. AGUA PURA CON UN POCO DE ZUMO DE LIMÓN CADA DOS HORAS.

9. POR LA TARDE, FROTACIONES HIDROACTIVAS (seis frotaciones).

10. CATAPLASMA DE BARRO sobre el vientre toda la noche.

11. BAÑO GENITAL MAÑANA Y TARDE (SI EL ENFERMO PUEDE LEVANTARSE).

12. LOS ADULTOS DE MÁS DE 35 AÑOS TOMARÁN EL «LAVADO HIBRODOTÉRMICO».

Nota general

• Para las instrucciones y explicaciones sobre baños, compresas y lavados hidroterapéuticos, consultar página 14 y siguientes.

• Desconociendo todavía la enfermedad, se pude seguir lo indiado en el apartado

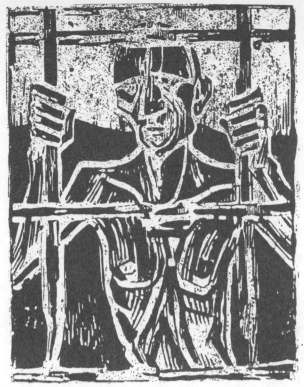

El hombre, presa de la enfermedad. Grabado de Christian Rohlfs.

Tratamiento de urgencia n.° 1 (pág. 6 y ss.).

Cómo controlar la curación

Cuando las funciones orgánicas se van normalizando, podemos apreciar los siguientes síntomas:

1. El PULSO se torna normal (aproximadamente unas 70 pulsaciones por minuto), sin irregularidades.

2. Las EVACUACIONES INTESTINALES serán normales, por lo menos cada 12 horas, abundantes, de color bronceado y sin olores malsanos o excesivamente fétidos.

3. La TEMPERATURA DE LA PIEL debe ser UNIFORME en toda la SUPERFICIE, y los PIES y las MANOS no estarán fríos.

4. La ORINA será de olor y color normal, sin residuos.

5. La RESPIRACIÓN es acompasada, sin estertores o sibilancias. Aproximadamente unas 18 respiraciones por minuto.

6. EL HAMBRE, LA VITALIDAD Y EL SUEÑO van retornando poco a poco.

7. La LENGUA se limpia, desapareciendo de su superficie la capa blanquecina denominada SABURRA.

8. Los OJOS y la EXPRESIÓN DEL ROSTRO adquieren brillantez, desapareciendo paulatinamente las ojeras y los ojos hundidos.

9. Las FÍSTULAS y demás vías de eliminación emuntoriales cesan y van cicatrizando lentamente.

10. El enfermo DESEA ESTAR SANO Y SE MENTALIZA DE ELLO.

Estos puntos indicarán al profano, en ausencia del médico, cuál va a ser el PRONÓSTICO y la EVOLUCIÓN de la enfermedad.

Recuerde el lector que al practicar la NATUROPATÍA, está realmente practicando una MEDICINA DE LA OBSERVACIÓN.

Los consejos que le hemos dado en este capítulo LE AYUDARÁN, EN AUSENCIA DEL MÉDICO (si vive alejado de centros sanitarios), y serán también un eficaz COADYUVANTE en cualquier tratamiento médico.

Para obtener éxito con nuestras enseñanzas deberá APLICAR el tratamiento OPORTUNAMENTE y que éste sea de la INTENSIDAD ADECUADA a cada caso, para ello observará el lector la edad, sexo, etc., del enfermo.

La CONSTANCIA y la OBSERVACIÓN ESTRICTA de nuestros consejos, le conducirán poco a poco por el camino de la salud y hará desaparecer de su mente la duda y el temor.

No lo olvide, LA ENFERMEDAD ES UN ESFUERZO DEL ORGANISMO PARA INSTAURAR DE NUEVO LA SALUD PERDIDA.

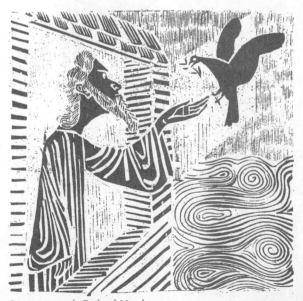

La esperanza, de Gerhard Marcks.

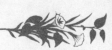

Principales enfermedades que requieren un tratamiento naturista de urgencia

El enfermo que sabe estudiarse y ser médico de sí mismo,
se cura solo, barato, pronto y bien.
Dr. Domingo G.ª Bellsola (N.D.)

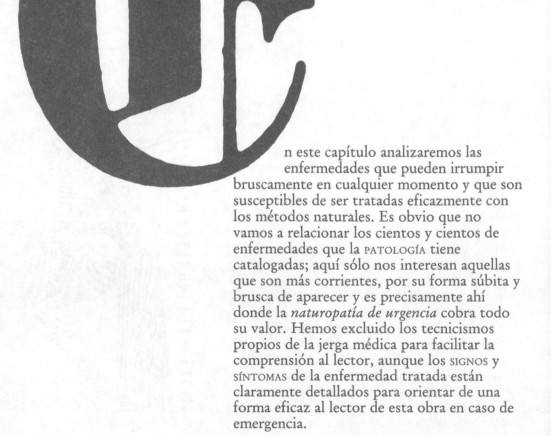

n este capítulo analizaremos las enfermedades que pueden irrumpir bruscamente en cualquier momento y que son susceptibles de ser tratadas eficazmente con los métodos naturales. Es obvio que no vamos a relacionar los cientos y cientos de enfermedades que la PATOLOGÍA tiene catalogadas; aquí sólo nos interesan aquellas que son más corrientes, por su forma súbita y brusca de aparecer y es precisamente ahí donde la *naturopatía de urgencia* cobra todo su valor. Hemos excluido los tecnicismos propios de la jerga médica para facilitar la comprensión al lector, aunque los SIGNOS y SÍNTOMAS de la enfermedad tratada están claramente detallados para orientar de una forma eficaz al lector de esta obra en caso de emergencia.

Sin embargo, recuerde QUE EL CUERPO ES UN SOLO ÓRGANO Y LA VIDA SU ÚNICA FUNCIÓN. En caso de duda, siga las indicaciones dadas en el capítulo anterior sobre la *Enfermedad aguda*. Creo que estas sencillas explicaciones ayudarán a disminuir el miedo y la tensión ante la enfermedad pues, CONOCIENDO, AUNQUE SÓLO SEA UN POCO AL ENEMIGO, PODEMOS ENFRENTARNOS MUCHO MEJOR A LA ENFERMEDAD. En este caso, conociendo los principales síntomas y signos de las enfermedades que vamos a estudiar, el enfermo y los que lo rodean sabrán actuar más eficazmente en la labor de recuperación.

Para facilitar la rápida consulta, las enfermedades se enumeran y describen siguiendo su orden alfabético.

ALCOHOLISMO

El alcoholismo es una plaga de la sociedad actual. Es la causa común de numerosas familias rotas y de una gran parte de los accidentes de tráfico.

Factores que lo favorecen

La inmadurez, retrasos afectivos, ansiedad, debilidad del Yo, COSTUMBRES FAMILIARES Y PROFESIONALES, la PUBLICIDAD perniciosa en los medios de comunicación, IGNORANCIA de los efectos perniciosos.

Evolución del enfermo alcohólico

Existe una fase de LATENCIA VARIABLE que puede llegar hasta 20 años.

Signo fundamental del alcohólico

El signo fundamental es la INCAPACIDAD de dejar de beber. También se observa cuando el alcohólico BEBE A ESCONDIDAS.

Primeros signos objetivos del alcoholismo

Lengua saburral, acidez de estómago,

vómitos, aliento alcohólico, irritabilidad cuando no puede beber alcohol.

Complicaciones

Las complicaciones del alcohólico son múltiples:
a)   Digestivas: gastritis, úlcera, cirrosis hepática.
b)   Cardiovasculares: diversos trastornos, infarto de miocardio.
c)   Endocrinas.
d)   Oculares.
e)   Sexuales: pérdida de la libido. Impotencia.

Manifestaciones patológicas crónicas

Aparecen delirios de interpretación en forma de CELOS PATOLÓGICOS.

Fases

Desinhibición, incoordinación y hundimiento (que puede llegar al coma y desencadenar en la muerte).

Formas clínicas

Delirante, convulsiva, alucinatoria. En todos los casos, aparece AMNESIA al despertar.

Diagnóstico clínico

Se comprueba efectuando la prueba de la ALCOHOLEMIA, que es grave si es superior a 4,5 g.
En la fase más peligrosa se desencadena el *DELIRIUM TREMENS*, que es un delirio confuso-onírico con diversos trastornos neurovegetativos.

TRATAMIENTO DE URGENCIA NATUROPATICO

El primer paso es efectuar una cura general de desintoxicación hepática. Para ello se seguirán las normas indicadas en el apartado

Tratamientos naturales de urgencia n.° 5.

Después de la cura de urgencia se le administrará:

• LEVADURA DE CERVEZA: Tres cucharadas soperas al día con zumo natural de tomate. (Es muy importante el aporte de Piridoxina o Vinamina B_6.)

• PSICOTERAPIA: Control psicoterapéutico a través de un psicólogo, o ejercicios regulares de YOGA en un centro reconocido.

• INFUSIONES: Tres veces al día tomará una infusión de albahaca, diente de león, boldo, tilo y salvia, a razón de una cucharada sopera de la mezcla por taza de agua. Dejar en reposo la infusión durante 5 minutos.

• DIETA HIPOTOXICA: Seguirá duarante un mes la *dieta hipotóxica.*

• REHIDRATAR a base de zumos de manzana, piña, tomate, uva.

• CONSEJOS GENERALES:

a) Mantener al enfermo alcohólico en una habitación sin sombras.

b) Si hay sospecha de infecciones, administrar CUIVRE (oligoelemento). Una ampolla en ayunas, vía perlingual.

ALERGIA (ENFERMEDADES)

Definiremos las enfermedades alérgicas como un conjunto de manifestaciones patológicas que se manifiestan en el organismo humano y animal cuando un antígeno, también llamado «alergeno», se combina con un anticuerpo en un medio orgánico sensibilizado por el contacto anterior con este alergeno.

Tipos de alergenos: Son numerosísimos; podemos citar a los virus, bacterias, hongos («candida»), parásitos, polvo doméstico o industrial, productos de belleza o artículos de limpieza, colorantes, medicamentos (penicilina, estreptomicina, novocaína, fenoftaleína, aspirinas, etc.), alimentos (leche, huevos, chocolate, fresas, pescado), etc.

Vías de inoculación: Puede ser por el aparato respiratorio (neumoalergenos), digestivo, cutáneo y mucosa, y vía parenteral.

Manifestaciones clínicas: Son muy numerosas y dependen de la vía de inoculación y del alergeno responsable.

Estas son: urticaria y edema de Quincke, *shock* anafilático: colapso y posible muerte, enfermedad sérica: artralgia, adenopatías; fenómeno de Arthus: edema, necrosis, gangrena en el punto de infección.

Cutáneas: Prurito, eccema, eritemas varios.

Respiratorias agudas: Coriza espasmódica, crisis asmatiformes.

Respiratorias crónicas: Coriza matinal, tos, hipersecreción bronquial, asma alérgica.

Sanguínea: Agranulocitosis, trombopenias.

Diagnóstico e identificación: Profunda anamnesis: observar si los trastornos están ligados al clima o a la estación; si los síntomas aparecen en la casa del paciente, en el trabajo o al aire libre. Observar también algún tipo de antecedentes alérgicos en el mismo individuo o en la familia.

Clínica naturopática

• HIGIENE NATURAL: Alejamiento del alergeno causante de la reacción alérgica. Supresión de cosméticos.

• HOMEOPATIA: Apis Mellifica 4CH: 3 gránulos cada hora hasta que desaparezca la sintomatología alérgica. Después: Urticca Urens 3.° decimal:
15 gotas en un poco de agua destilada o hervida, antes de las principales comidas.

• HERBOLOGIA MEDICINAL: Verbena, menta, anís, zarzaparrilla: Infusión de una cucharadita de cada hierba; dejar reposar 5 minutos. Tres a cuatro tazas al día.

• OLIGOELEMENTOS: Soufre (ampollas), una ampolla en ayunas, media hora antes del desayuno, dejándola deshacer bajo la lengua.

• HIDROLOGIA APLICADA: Baño vital suave. Baño hipertérmico. Compresa derivativa.

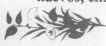

- NUTROLOGIA: En casos agudos, dieta hídrica rica en vitaminas A y C.

Pasada la crisis, dieta hipotóxica transitoria con monodietas semanales a frutas.

- PSICODINAMIA: Relajación diaria.

ALERGIAS DIGESTIVAS

Cualquier manifestación de trastornos digestivos puede tener un origen alérgico. El diagnóstico ha de plantearse cuando los síntomas funcionales no ceden al tratamiento naturopático corriente.

Conviene no confundir ALERGIA DIGESTIVA con ALERGIA ALIMENTARIA.

En el primer caso, la manifestación digestiva aparece ante la acción del alergeno que penetró en el organismo por vías diversas (inhalaciones, etc.). En la ALERGIA ALIMENTARIA, la reacción se desencadena al ser los ALIMENTOS el factor ALERGENO.

Manifestaciones agudas: Aparecen cuando el alergeno es un alimento específico y es fácilmente identificado. Es siempre el mismo, y actúa por varios años. Los trastornos que produce son:

a) *Generales:* Diarrea importante con *shock*, astenia brutal con colapso.

b) *Específicos:* Crisis abdominal dolorosa, gastritis aguda.

c) *Extra-digestivas:* Urticaria, vómitos, asma, edema de Quincke.

Manifestaciones crónicas: Es la llamada alergia enmascarada de ROWE-RINKEL, que se exterioriza principalmente en la esfera digestiva. Los signos digestivos son variados:

- Dispepsia hipoesténica, síndrome hepatobiliar (dolores subcostales en H.D. con regurgitaciones amargas).
- Intolerancia a las grasas, salsas, huevos, leche, guisos, etc.
- Estomatitis, enfermedad de Crohn, rectocolitis hemorrágica, etc.

Clínica naturopática: *Nota:* Buscar a través de la anamesis los ANTECEDENTES ALÉRGICOS familiares o personales del enfermo: NO HACER NUNCA EL DIAGNÓSTICO DE UNA ALERGIA DIGESTIVA SIN REALIZAR PREVIAMENTE UN BALANCE CLÍNICO Y RADIOLÓGICO COMPLETO A TRAVÉS DEL MÉDICO ESPECIALISTA.

- HOMEOPATIA (ver alergias).
- HERBOLOGIA: Lúpulo, tilo, raíz de bargana, perejil seco. Infusión tres veces al día.
- OLIGOELEMENTOS: Manganeso (oligosol): una ampolla al día por vía perlingual. En casos agudos hasta dos ampollas por día.
- NUTROLOGIA: En casos agudos, dieta hídrica o monodieta de manzana asada. Posteriormente, al remitir la sintomatología, dieta vegetaliana (sin leche ni huevos) con observación detallada de la sensibilización individual hacia las hortalizas crudas y ciertas frutas (fresas, plátano...).
- CROMOGNOSIA: Irradiaciones de color VERDE.
- PSICODINAMICA: Relajación diaria. Prueba de «insight».

ALERGIA (VIAS RESPIRATORIAS ALTAS)

En este caso predominan los trastornos naso-sinusales, equivalentes al asma, del que no son siempre una forma menor.

Pueden preceder, seguir o continuar hasta complicar un ASMA ALÉRGICA o evolucionar por su propia cuenta.

Es difícil distinguir un proceso alérgico de un proceso infeccioso. A veces coexisten ambos.

Diagnóstico diferencial: Se reproducen los estados agudos en las mismas circunstancias de tiempo y lugar. No existe contagio ni propagación.

El naturópata debe investigar los antecedentes personales y familiares: eccema atópico, urticaria o asma antes de los 50 años.

APENDICITIS AGUDA

Las características fundamentales de esta enfermedad, de aparición súbita son:
- Dolor en la parte media del abdomen, que se traslada en 12 horas al ángulo inferior derecho.
- La parte inferior derecha es muy sensible si se palpa.
- Hay fiebre y muy frecuentemente vómitos.

Tratamiento de urgencia naturista

Seguir con constancia el *Tratamiento de urgencia n.° 5*, PERO SIN APLICAR ENEMAS NI LAVATIVAS.

Síganse las instrucciones del capítulo *La enfermedad aguda*.

ASMA (ataque de asma)

Las causas del asma pueden ser muy variadas:
- Alergias y sensibilización respiratoria a PÓLENES, POLVO CASERO, etc.
- Fiebre del heno.
- Crisis nerviosas y de ansiedad.

Síntomas más característicos de la crisis asmática

- Tos espasmódica, con jadeo y dificultad respiratoria (disnea).
- El enfermo está angustiado y bloquea con frecuencia buscando oxígeno con una marcada desesperación.
- Si aplicamos el oído al pecho, escucharemos roncus, sibilancias y ruidos de bloqueo bronquial (parecido al ruido que hace el aire saliendo de un fuelle roto).

Tratamiento de urgencia naturopático

Seguir el *Tratamiento de urgencia n.° 5*. Además, durante la crisis administrar:

a) *FORMULA I FITOTERAPEUTICA*: Una cucharadita de postre cada media hora hasta calmar la crisis; si es muy intensa se le puede suministrar esta fórmula cada quince minutos.

b) *HOMEOPATIA:* Diluir en un vaso de agua hervida fría, 15 GRÁNULOS de cada una de estas sustancias:
- «Antimonium Tartaricum 4CH.»
- «Ipeca 4CH.»
- «Sambucus Nigra 4CH.»

Se da cada 20 minutos una cucharada sopera de esta mezcla y se van espaciando las tomas, conforme encuentra mejoría.

c) *BAÑOS DE BRAZOS CALIENTES, ALTERNANDO CON BAÑOS DE PIES* (también calientes).

d) *FRICCIONAR EL CUERPO CON AGUA AVINAGRADA:* Una parte de vinagre por dos de agua.

e) *En el momento de la crisis* y durante la misma, FRICCIONAR EL TÓRAX CON VINAGRE DE SIDRA PURO. Envolver los pies con un paño empapado en vinagre de sidra. Cambiar cada dos horas.

BRONQUITIS AGUDA

Los síntomas comunes más significativos son: tos seca, molesta, con escasa expectoración y de moco viscoso. Aparece con ninguna o escasa fiebre. En la auscultación se pueden oír sibilancias y ronquidos biliterales. En la segunda fase, la tos es «blanda» y la expectoración muco-purulenta. Puede iniciarse ligera fatiga al esfuerzo.

Factores que favorecen su aparición

Tabaco, frío, humedad, contaminación de la atmósfera.

Tratamiento de urgencia naturopático

Seguir las indicaciones del *Tratamiento de urgencia n.° 5*.

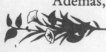

• Muy indicada la infusión de tusilago, sauce, gordolobo, malva y tomillo, a razón de dos pizcas de cada hierba por taza de agua, en infusión de cinco minutos. El enfermo deberá tomar cuatro tazas bien calientes a lo largo del día, sin endulzar.

• De una eficacia maravillosa son las *Fórmulas magistrales* I, III y IV.

• Supresión absoluta de: tabaco, harinas refinadas (son produtoras de mucosidades), azúcar blanco, alcohol, café, leche.

• Incluir en la dieta, en buena cantidad: ajo, cebolla, rabanitos, apio, lechuga.

• Una vez superada la bronquitis, deberá seguir una pauta de ejercicios físicos al aire libre para fortalecer el aparato respiratorio.

CALAMBRES MUSCULARES

Son contracciones musculares PAROXÍSTICAS y DOLOROSAS.

Pueden afectar a uno o varios músculos a la vez.

Las causas pueden ser muchas:

a) Falta de hierro en la sangre (efectuar análisis).

b) Arteritis de miembros inferiores (problemas circulatorios).

c) Disminución del potasio tras un prolongado esfuerzo físico.

Los calambres suelen ser más frecuentes en los ancianos, en la gestación, tras un esfuerzo prolongado en los deportistas.

Tratamiento de urgencia naturopático

• Reposo absoluto.

• Infusión de albahaca, brionia y mirtilo: dos pizcas de cada hierba por taza de agua, reposar la infusión 20 minutos y tomar de tres a cuatro tazas al día.

• Fricciones en los músculos doloridos con VINAGRE DE SIDRA TEMPLADO.

• Cataplasmas de ARCILLA TEMPLADA, renovadas cada dos horas.

• BAÑO DE TRONCO con agua templada.

• Comer abundantes manzanas, por su abundancia en POTASIO.

CEFALEAS

Comúnmente llamadas «dolores de cabeza», según su localización, intensidad y frecuencia, pueden corresponder a una determinada causa. Puede aparecer súbitamente con fotofobia (gran molestia ocular a la luz), náuseas y diversos trastornos digestivos.

La artrosis cervical, la hiper o hipotensión, la enfermedad de Horton, etc., pueden ser la causa principal de una cefalea.

No obstante, para el período intensamente álgido, recomendamos:

Tratamiento de urgencia naturopático

• Infusión de trébol de agua, albahaca y brionia: dos pizcas de cada hierba por taza de agua, en infusión de cinco minutos. Se toman tres tazas al día.

• En los dolores MUY INTENSOS y con HIPOTENSIÓN ARTERIAL (tensión baja), recomiendo una taza de café con el chorro de un limón.

• Cataplasmas frescas de arcilla en la nuca y la frente, renovadas cada hora.

• BAÑOS DE PIES ALTERNOS, fríos y calientes. Por ejemplo: un minuto en agua caliente y 30 segundos en agua fría, terminando siempre en agua fría, secando los pies enérgicamente con un paño recio. La duración total del PEDILUVIO (baño de pies) NO EXCEDERÁ de 15 minutos.

• Monodieta de manzanas o de caldo de lechuga y cebolla (24 horas).

CERVICALGIA

Se denomina así al dolor localizado en las vértebras cervicales. Conviene saber que la columna cervical:

• Es MUY FRÁGIL y soporta el peso de la cabeza en sus SIETE vértebras.

- Es MUY MÓVIL.
- Está en una estrecha relación con EL NERVIO RAQUÍDEO, que puede ser fácilmente comprimido en una flexión o torsión brusca.
- Está también en íntima relación con las ARTERIAS VERTEBRALES, lo que puede dar lugar a trastornos circulatorios importantes si existe una lesión en dichas vértebras.

El médico deberá determinar la causa de este dolor a través de un completo examen clínico.

Tratamiento de urgencia naturopático

- Efectúe los EJERCICIOS CERVICALES indicados en las figuras adjuntas.
- En ayunas, media hora antes del desayuno, tomará una cucharadita de postre colmada de CARBONATO DE MAGNESIO EN POLVO, diluido en dos dedos de agua.
- Cataplasma de LECHUGA FRESCA o de ARCILLA TEMPLADA.

Se renuevan cada dos horas.

CIATICA

Se denomina así al dolor brusco, paroxístico, que aparece tras un esfuerzo, o también al dolor progresivo y latente, producto de una lumbalgia.

Localización: En la región glútea, muslos y piernas.

El dolor aumenta por:

- Elevación de la pierna extendida (signo de Laségue).
- Rotación externa en flexión forzada (signo de Bonnet).
- Dolor provocado por la palpación (signo de «la campana»).

Síntomas y signos característicos

1. La marcha sobre la punta del pie es imposible.

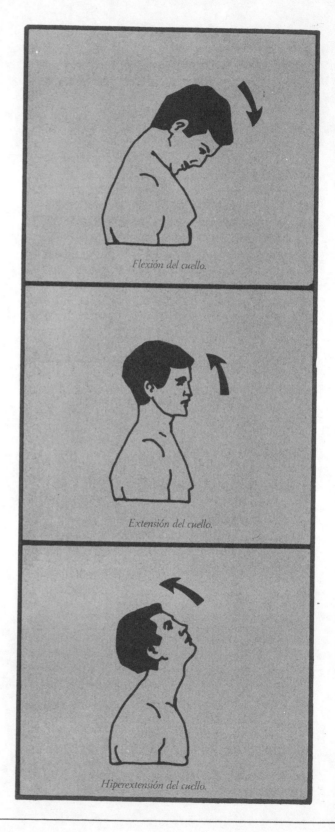

Flexión del cuello.

Extensión del cuello.

Hiperextensión del cuello.

2. La marcha sobr el talón es también prácticamente imposible.

Causas de la ciática

Pueden ser muy variadas, destacando: hernia discal, pinzamientos discales, tumores vertebrales, enfermedad de Kahler o de Hodgkin.

Tratamiento de urgencias naturopático

- Reposo absoluto en cama dura.
- Administración de LEVADURA DE CERVEZA, tres cucharadas soperas al día.
- Cortar una cebolla en dos mitades y restregar con cuidado la ZONA DOLORIDA.
- CATAPLASMAS CALIENTES DE ARCILLA, renovadas cada hora.
- POMADA DE PIMIENTO: Se prepara juntando, al baño maría, 50 g de jugo del fruto con 200 g de grasa de cerdo. Se emplea como linimento en fricciones, varias veces al día.
- CATAPLASMAS DE HOJAS DE COL: Se lava bien la col (berza) y se corta a las hojas la nervadura central. Acto seguido se aplastan con un rodillo y se aplican CALIENTES en la zona afectada, sujetando con paño de lana. Se renuevan cada dos o tres horas. Para calentar las hojas de col, se cubren con un paño y se pasa la plancha por encima.

CINETOSIS (MAREO)

Es un trastorno del equilibrio que se desencadena acompañado de sensación de náusea, sobre todo en viajes por barco, automóvil o avión. En el mareo influyen muchos factores, incluidos los de tipo nervioso.

Características clínicas del mareo

- Malestar, somnolencia, sensación de inseguridad, sudores, dando lugar despúes a

NÁUSEAS Y VÓMITOS, que al principio alivian pero que al final llegan a resultar dolorosos.

Tratamiento de urgencia naturopático

1. EN CASO DE VIAJE: llevar varios limones y aspirar el jugo de la corteza a través de la nariz.
   También es útil antes de salir, beber una infusión de menta.
2. El mareado deberá echar la cabeza hacia atrás, en caso de viajes en coche o avión.
3. Si aparece súbitamente, en casa o en cualquier situación: Seguir con constancia el *Tratamiento de urgencia n.° 5.*
4. Han demostrado ser muy útiles las COMPRESAS FRÍAS EN LA NUCA, renovadas cada hora.
5. Airear la estancia donde se encuentre.

COLICO HEPATICO Y BILIAR

Se da con más frecuencia en la mujer, entre los veinte y cuarenta años, sobre todo en las multíparas.

Comienzo y síntomas

- Comienzo brusco, tras una comida, un viaje o un esfuerzo.
- Dolor INTENSO, paroxístico, en el HIPOCONDRIO DERECHO, irradiado al HOMBRO DERECHO, AL OMOPLATO, AL EPIGASTRIO o a la REGIÓN MAMARIA.
- La respiración es superficial.
- El enfermo está angustiado, cubierto de sudor y doblado en dos por culpa del dolor intenso.

Causas del cólico hepatobiliar

- Inflamación de la vesícula, ingesta de grasa, litiasis (cálculos).
- Vigilar una posible aparición de ICTERICIA (color amarillo de la piel y de la esclerótica ocular).

Fórmula magistral I

Utilísima en caso de asma, ataques asmáticos, bronquitis, tuberculosis

JARABE DE AJOS. Quitar la piel a medio kilo (500 g) de ajos frescos. Trocearlos o picarlos. Colocar dentro de jarras o cacharros de boca ancha y añadir, a partes iguales, vinagre y agua destilada, hasta cubrir justamente los ajos picados. Cerrar herméticamente y agitar bien. Dejar luego en lugar fresco durante CUATRO DIAS, AGITANDO LA MEZCLA UNA A DOS VECES AL DIA. Pasados los 4 días, agregar a la mezcla del jarro, medio litro de GLICERINA, agitar bien y dejar en reposo otro día más. Finalmente colar, presionando; filtrar el líquido a través de un paño de muselina o de lino. Añadir, una vez filtrado, un kilo de MIEL PURA, agitar y mover bien la mezcla. Poner en tarros de boca ancha, cerrar herméticamente y guardar en lugar fresco.

DOSIS (para asma y tos): una cucharadita, con o sin agua, cada 15 minutos, hasta controlar el espasmo. Después y durante el resto del día, una cucharadita cada DOS o TRES horas. Al día siguiente, una cucharadita 4 veces al día es suficiente. Continuar así los restantes días hasta nuevo aviso del naturópata.

Fórmula magistral II

MUY EFICAZ PARA: Herpes, eccemas, psoriasis, lepra, ulceraciones, tumores, cáncer, áscaris, parásitos, gérmenes, sífilis, caquexia general, escrófulas, tuberculosis, arterioesclerosis grave, tumores fibroides, saburra, catarro bronquial, depósitos mucoides en estómago, esófago e intestinos, sequedad de la mucosa, garrotillo, disentería, diarrea, cólera, prolapso de útero y ano, hemorroides, próstata, hernia.

PARA QUE OBTENGA UN BUEN RESULTADO, DEBERÁ RESPETAR AL MÁXIMO LAS CANTIDADES Y LA FORMA DE HACER ESTE PREPARADO TAL COMO SE LO VAMOS A INDICAR.

Preparación

● *Primera parte:* 500 g de raíz de bardana troceada, cuatro litros de agua destilada, 35 g de sulfato de potasio (el sulfato de potasio lo puede encontrar en Farmmacias) MEDIO LITRO DE GLICERINA.

— Disolver en los cuatro litros de agua destilada el sulfato de potasio. Agregar después los 500 g de raíz de bardana. Poner a hervir para reducir el líquido a dos litros. Colar y añadir de nuevo agua destilada suficiente para cubrir ligeramente la raíz de bardana. Es decir, en un recipiente tenemos el agua del cocimiento y en la misma olla de la cocción volvemos a echar agua suficiente para volver a cubrir los 500 g de raíz de bardana que ya fueron hervidos. Poner a fuego lento duante 10 minutos exactos. Colar, exprimiendo bien para que elimine todo el jugo medicinal. Acto seguido tirar la raíz de bardana y MEZCLAR LOS DOS LÍQUIDOS RESULTANTES DE LA COCCIÓN. Agregar el medio litro de GLICERINA.

Mezclar bien todo. Dejar enfriar. Embotellar en un tarro o botella de cierre hermético de rosca o tapón fuerte de corcho. (Tarro o botella opaca, que no sea transparente.)

● *Segunda parte:* 500 g de hojas de nogal troceadas, cuatro litros de agua destilada, 35 g de sulfato de potasio, medio litro de glicerina.

Preparación

Igual que la anterior. Envasar de la misma forma.

Nota: MANTENER ESTOS DOS EXTRACTOS EMBOTELLADOS DE FORMA SEPARADA Y DEBIDAMENTE ETIQUETADOS Y ALMACENADOS EN LUGAR FRÍO, PARA USO POSTERIOR.

● DOSIS: 1/2 cucharadita de postre de cada botella, 3 ó veces al día entre comidas (NIÑOS).

1/2 cucharada sopera de cada botella (mezcladas bien en tres dedos de agua destilada fría) 3 ó 4 veces al día entre comidas (ADULTOS).

Fórmula magistral III

TUBERCULOSIS AVANZADA, ÚLCERAS DE ESTÓMAGO, AFECCIONES PURULENTAS DE LA PIEL, ENFERMEDADES CON DEFICIENCIA DE CALCIO Y DE AZUFRE, QUEMADURAS DE SEGUNDO Y TERCER GRADOS, ROTURAS DE LIGAMENTOS, DISENTERÍA, FRACTURAS ÓSEAS, ÚTIL EN TODAS LAS ENFERMEDADES DEVASTADORAS, EN TOS, ASMA, BRONQUITIS, HIPERTENSIÓN, NERVIOS, PODEROSÍSIMO ANTISÉPTICO, MAGULLADURAS, ENFERMOS DE CÁNCER.

Composición: medio litro de la Fórmula n.° VIII, medio litro de la Fórmula n.° IV y medio litro de la Fórmula n.° I.

DOSIS: Una cucharada sopera cuatro veces al día.

Fórmula magistral IV

NIÑOS CON DIARREA, ÚLCERAS INTERNAS, HEMORRAGIAS PULMONARES, MAGULLADURAS, FRACTURAS DE HUESOS, ROTURAS DE LIGAMENTOS, TORCEDURAS, TOS, TUBERCULOSIS, LARINGITIS, AMIGDALITIS, ÚLCERAS DE ESTÓMAGO, SUELDA LOS HUESOS EN LA MITAD DE TIEMPO.

Preparación

Dos litros de agua destilada, 125 g de fosfatos de sodio (en farmacias), 250 g de raíz troceada de CONSUELDA.

● En dos litros de agua destilada, poner 125 g de fosfatos de sodio y remover hasta que esté disuelto. En este líquido echar 250 g de raíz cortadita de CONSUELDA y dejar reposar durante CUATRO HORAS, removiendo de cuando en cuando. Después, hervir lentamente durante 10 minutos. Después, filtrar por colador fino y poner en botellas o vasijas de boca ancha, y mantener en lugar fresco herméticamente cerradas.

DOSIS: Un vaso mañana y noche. Una cucharadita de té isuelta en medio vasito de agua, tres veces al día.

Especial para tisis. A cada medio litro de la fórmula número 2, añadir una cucharada sopera de jugo fresco de ajos, hecho en l momento. Remover bien y agitar hasta obtener una mezcla niforme.

La dosis en este caso será: Un vaso o una cucharadita cada 4 oras.

Fórmula magistral V

PARA ÚLCERAS EN CUALQUIER PARTE DEL CUERPO. SÍFILIS, CÁNCER, ENFERMEDA-ES DE PIEL.

Preparación

100 g de raíz de bardana, un litro de agua destilada.

● Hervir fuertemente durante 15 minutos (a fuego lento). Colar y volver a hervir hasta reducir el líquido filtrado a medio tro. Cuando esté fría, añadir 1/2 litro de la fórmula número 12. Agitar bien. Añadir cucharada de miel.

DOSIS: Un vaso media cucharadita de té... 3 ó 4 veces al día.

Aplicaciones externas: Empapar gasas o algodón y aplicarlas n zonas afectadas, cambiar cada 4 horas (no dejar que se se-quen).

Fórmula magistral VI

Raíz de tormentilla	500 g
Agua destilada	8 litros
Glicerina	500 g

Poner 500 g de raíz de tormentilla troceada en cuatro litros de agua destilada. Hervir lentamente durante una hora exacta. Filtrar con colador de tela y, a raíz filtrada, añadir otros cuatro litros de agua destilada. Hervir una vez más durante una hora exacta. Filtrar a través de colador de tela y mezclar los dos líquidos de conocimiento de tormentilla en un cacharro limpio y hervir lentamente hasta que el líquido quede reducido a medio litro. Añadir a este medio litro los 500 g de GLICERINA. Mezclar removiendo y volver a hervir todo hasta reducir de nuevo a medio litro. (Se hierve a fuego lento). Filtrar lentamente a tra-vés de PAPEL DE FILTRO (que puede comprarse en farmacias) y un embudo de CRISTAL (en farmacias o tiendas de laboratorio), para que el líquido medicinal caiga en un tarro de cristal oscuro (nunca transparente), que después cerrará herméticamente (mejor de rosca). Los utensilios (embudo de cristal y cacharros o tarro de cristal) deben estar MUY LIMPIOS. Serán necesarios, apro-ximadamente, de uno a tres días para que se filtre todo desde el embudo al tarro. Guárdese en sitio oscuro y fresco.

ESTE PREPARADO ES UN EXTRACTO FLUIDO CONCENTRADO MUY EFICAZ EN CASOS DE: DIARREAS, DISENTERÍA, PROLAPSOS (ANO Y ÚTERO), METRORRAGIAS, HEMORROIDES SANGRANTE, HEMORRAGIAS PULMONARES, BLENORRAGIAS, LARINGITIS, TONSILITIS,

---

EPISTAXIS, OFTALMIAS, VENAS VARICOSAS, ÚLCERAS CANCEROSAS, VERRUGAS VENÉ-REAS.

● Dosis interna: Una cucharadita de postre diluida en medio vaso de AGUA DESTILADA.

● Aplicaciones externas: Diluida en agua para gargarismos y enjuagues de la boca.

● Ojos e inflamaciones: Diluida en agua (en gasa), o algodón en ojos cerrados.

● Ano: 75 a 100 g en enema UNA VEZ POR SEMANA.

Fórmula magistral VII

ESTIMULANTE, CARMINATIVO, ESTOMACAL, AROMÁTICO, ASTRINGENTE, ANTIHE-MÉTICO, ANTIESPASMÓDICO, ANTISÉPTICO, DIGESTIVO, GERMICIDA, NÁUSEAS, VÓMITOS, FLATULENCIAS, ESPASMOS, EPILEPSIA, TIRONES, FIEBRE INTERMITENTE, PARÁLISIS, INDI-GESTIÓN, CIRCULACIÓN POBRE, EXTREMIDADES FRÍAS, HIPOTENSIÓN, COLITIS MUCOSA, DIARREA, DISENTERÍA, CATARRO BRONQUIAL, TISIS, ACIDEZ DE ESTÓMAGO, HALITOSIS, AFECCIONES CIMÓTICAS, ETC.

Preparación

100 g de clavo (troceado o en polvo), tres cuartos de litro de AGUA DESTILADA, 250 g de GLICERINA PURA.

Hervir el agua y mientras está hirviendo, echar el clavo. Tapar y, a fuego lento, dejar 15 minutos. Apartar después y dejar enfriar ligeramente, manteniéndolo tapado. Después de enfriado un poco, colar y agregar la glicerina, mezclándola to-talmente con el líquido. Embotellar en frascos oscuros (opacos) y tapar. Guardar en lugar frío. Se aconseja colar a través de paño fino, exprimiendo después lo que quede en el paño para que suelte toda la composición medicinal activa.

DOSIS: Una cucharadita tres a cuatro veces al día. Preferi-blemente 1 hora antes de las comidas y una dosis en un poco de agua caliente al acostarse.

Fórmula magistral VIII

TOS, PULMONES, TUBERCULOSIS EN PRIMEROS ESTADOS, REPOSO NERVIOSO, SUAVI-ZA LOS TEJIDOS INFLAMADOS, INDUCCIÓN AL SUEÑO Y AL DESCANSO.

Preparación

200 g de hojas y flores de gordolobo (a partes iguales, troceado), litro y medio de agua destilada, 200 g de glicerina.

● Hervir lentamente durante 15 minutos. (a fuego lento).

● Después colar, apretando bien para que la hierba exprima todo su jugo.

● Poner el líquido a hervir de nuevo lentamente, hasta redu-cir la cantidad de medio litro.

● Finalmente, añadirle los 200 g de glicerina. Enfriar, embo-tellar en botella de rosca o tarro de rosca, opaco (no transparen-te) y guardar en lugar fresco.

DOSIS: Una cucharada sopera tres ó cuatro veces al día.

Niños, una cucharadita 3 ó 4 veces al día. Para niños agregar al preparado, 200 g de miel.

Indice

Bibliografía

— *Diccionario familiar de medicina natural*, Dr. E. A. Maury.
— *La medicina natural al alcance de todos*, Manuel Lezaeta Acharán.
— *La reforma pro-salud*, Dr. Joan Amigó Barba.
— *La medicina natural en 40 lecciones*, Dr. Eduardo Alfonso.
— *Curas de urgencia por medios naturales*, Franz Joyce.
— *Medicinas naturales*, Lyder S. A. y varios autors.
— *Doctor Natura*, Eugenio G. Vaga.
— *Antología naturista*, Dr. Bellsola.
— *Curso de naturopatía de Passebeq*, Universidad de París III.

Las fórmulas magistrales

Estas *fórmulas fitoterapéuticas* han sido ampliamente investigadas y comprobadas clínicamente por los doctores naturópatas CHACON, REAL, ACOSTA y COLASTRA.